1 消化器の解剖と機能

食道／胃／結腸・直腸・肛門／肝臓／胆嚢・胆道／膵臓／消化器系の血管系

2 症状とその対処法

嚥声／嚥下困難／悪心・嘔吐／腹痛／腹痛（急性腹症）／腹水／吐血／下血／下痢／便秘／黄疸／発熱／ドレーン排液異常

3 検査と看護のポイント

消化管内視鏡検査／消化管造影検査／腹部超音波検査／CT検査／MRI検査／血管造影検査／ERCP／EUS

4 治療と看護のポイント

外科的治療／内科的治療／放射線治療／薬物療法／輸血療法／化学療法／NST

5 疾患と看護のポイント

食道癌／食道裂孔ヘルニア／胃・十二指腸潰瘍／胃癌／大腸癌／潰瘍性大腸炎／クローン病／腸閉塞／虫垂炎／痔核／慢性肝炎／肝癌／胆石症・胆嚢炎／胆嚢癌・胆管癌／急性膵炎・慢性膵炎／膵癌／腹膜疾患

付録

英語・略語一覧

Pocket Navi

消化器看護
ポケットナビ

中山書店

■編集

渡邊五朗（虎の門病院消化器外科部長・外科系総代）

宗村美江子（虎の門病院副院長・看護部長）

■執筆者（50音順）

■医師

今村綱男　　（虎の門病院消化器内科）

上野正紀　　（虎の門病院消化器外科）

宇田川晴司（虎の門病院消化器外科部長）

江原一尚　　（虎の門病院消化器外科）

奥田近夫　　（虎の門病院消化器内科）

木ノ下義宏（虎の門病院消化器外科）

小久保 宇　（虎の門病院放射線診断科部長）

小山里香子（虎の門病院消化器内科）

澤田壽仁　　（虎の門病院消化器外科部長）

竹内和男　　（虎の門病院副院長・消化器内科部長）

堤　謙二　　（石心会狭山病院外科部長）

橋本雅司　　（虎の門病院消化器外科部長）

北條　誠　　（東部地域病院内科）

布袋屋 修　（虎の門病院消化器内科）

松田正道　　（虎の門病院消化器外科）

峯　真司　　（虎の門病院消化器外科）

矢作直久　　（虎の門病院消化器内科部長）

■看護師

榎田　瞳　　（虎の門病院チーフナース）

金子弘美　　（虎の門病院管理看護師長）

長谷川久巳（虎の門病院管理看護師長・がん看護専門看護師）

宮内真奈美（虎の門病院管理看護師長）

> 薬剤の使用に際しては，添付文書を参照のうえ，十分に配慮してご使用下さいますようお願いいたします．

編集のことば

　現在,消化器領域は,技術や薬剤の革新により,診断や治療法など,実際の医療現場での進歩が著しい分野となっています.内科系では肝臓の抗ウイルス薬の開発や内視鏡による胃・大腸癌治療の適応拡大,外科系でも手術の多くが鏡視下で行われるようになり,また抗癌剤の進歩によって今まで手術ができなかった症例も手術の対象になりつつあります.当然,看護においてもこの状況に応じた知識や技術が要求されますが,数年単位で新技術や新薬が登場しており,用語を覚えるだけでも容易なことではありません.

　手に取って少し開いてもらえばわかりますが,本書は最新の知識を網羅しながらわかりやすく解説するだけでなく,看護のポイントをフローチャートや表などのアルゴリズムで表現しています.知識,技術が新しくなればおのずと考え方,看護の内容や方法も変わる,その意味でのナビゲーションの役割をももっています.ポケットサイズでありながら濃厚な内容を含み,まとまった形で最新の知識と考え方,そして看護の要点と過程が理解できる構成になっています.

　すべての最新の技術を身につけていくことは難しいことですが,うろ覚えで看護を行うことは,医療安全にかかわる問題となります.本書でちょっと自分の知識や理解度を確認したのち,自信をもって看護が行えるところに大きな意義があると考えます.したがって,本書は,教科書のまとめとなる点で看護学生,そして何よりもすでに現場で働き,最新の知識をもつことを要求されている皆さん,すなわち看護師に止まらず,研修医,主治医,薬剤師,検査技師など,医療にかかわるすべての方のお役に立てると思います.

　執筆は実際の現場で最善の医療を目指している人々によってなされています.本書が日常的に役に立てられるような治療,看護の現場環境がつくられることを願ってやみません.

2008年10月

渡邊五朗
宗村美江子

CONTENTS

執筆者一覧……………………………………………………… ii
編集のことば…………………………………………………… iii

1. 消化器系の解剖と機能
- 食道……………………………………………………………… 2
- 胃………………………………………………………………… 4
- 結腸・直腸・肛門……………………………………………… 5
- 肝臓……………………………………………………………… 7
- 胆囊・胆道……………………………………………………… 12
- 膵臓……………………………………………………………… 13
- 消化器系の血管系……………………………………………… 15

2. 症状とその対処法
- 嗄声……………………………………………………………… 20
- 嚥下困難………………………………………………………… 22
- 悪心・嘔吐……………………………………………………… 24
- 腹痛（急性腹症をのぞく）…………………………………… 28
- 腹痛（急性腹症）……………………………………………… 31
- 腹水……………………………………………………………… 35
- 吐血……………………………………………………………… 38
- 下血……………………………………………………………… 41
- 下痢……………………………………………………………… 45
- 便秘……………………………………………………………… 49
- 黄疸……………………………………………………………… 53
- 発熱……………………………………………………………… 55
- ドレーン排液異常……………………………………………… 57

3. 検査と看護のポイント
- 消化管内視鏡検査……………………………………………… 60
- 消化管造影検査………………………………………………… 66

- 腹部超音波検査　71
- CT検査　74
- MRI検査　78
- 血管造影検査　82
- ERCP　86
- EUS　89

4. 治療と看護のポイント

- 外科的治療　92
  - 食道切除術　92
  - 喉頭切除術（喉摘術）　93
  - 胃摘出術　94
  - 結腸切除術　95
  - 直腸切除術　96
  - 人工肛門造設術　97
  - 肝切除術　98
  - 胆嚢摘出術　100
  - 膵頭十二指腸切除術　101
  - 膵体尾部切除術・膵全摘術　103
- 内科的治療　105
  - 内視鏡的切除術（ポリペクトミー，EMR，ESD）　105
  - 内視鏡的止血術　106
  - 内視鏡的胆石切石術　107
  - 経皮経肝的胆道ドレナージ術　108
  - 経皮的肝癌局所治療　109
  - 経動脈的塞栓術　110
- 放射線治療（食道・胆膵癌）　112
- 薬物療法　115
- 輸血療法　127
- 化学療法（抗癌剤）　130
- NST（栄養サポートチーム）　135

5. 疾患と看護のポイント

- 上部消化管 ………………………………………… 138
  - 食道癌 ……………………………………… 138
  - 食道裂孔ヘルニア ………………………… 140
  - 胃・十二指腸潰瘍 ………………………… 146
  - 胃癌 ………………………………………… 150
- 下部消化管 ………………………………………… 154
  - 大腸癌 ……………………………………… 154
  - 潰瘍性大腸炎 ……………………………… 160
  - クローン病 ………………………………… 161
  - 腸閉塞（イレウス） ……………………… 164
  - 虫垂炎 ……………………………………… 168
  - 痔核 ………………………………………… 170
- 肝胆膵 ……………………………………………… 174
  - 慢性肝炎 …………………………………… 174
  - 肝癌 ………………………………………… 178
  - 胆石症・胆嚢炎 …………………………… 182
  - 胆嚢癌・胆管癌 …………………………… 186
  - 急性膵炎・慢性膵炎 ……………………… 190
  - 膵癌 ………………………………………… 194
- 腹膜 ………………………………………………… 198
  - 腹膜疾患（腹膜炎，ヘルニアなど） …… 198

付　録

よく用いられる略語・英語一覧 ……………………… 202

索引 ………………………………………………………… 212

1 消化器の解剖と機能

- 食道
- 胃
- 結腸・直腸・肛門
- 肝臓
- 胆嚢・胆道
- 膵臓
- 消化器系の血管系

食道

■ 解剖

- 食道は輪状軟骨の下縁から始まり,胃まで約25cmの管状の器官で,気管の背側から後縦隔を通り,横隔膜の食道裂孔を経て腹腔に入る(**図1**).
- 食道はほぼ正中を走行するが,正確には蛇行している.すなわち頸部から大動脈弓までは正中より左側を走り,徐々に右側に向かい下部食道は脊柱のやや右側に位置する.再び左側へ走行し,食道裂孔を通過するときは左側に偏位している.
- 食道には3つの生理的狭窄部がある.
  - 上部狭窄:輪状軟骨と輪状咽頭筋からつくられる.
  - 中部狭窄:大動脈弓と左主気管支による圧迫で,気管分岐部とほとんど同じ高さにある.
  - 下部狭窄:横隔膜によって形成される食道裂孔による.
- 食道癌取扱い規約では,頸部食道,胸部食道(上・中・下に3分),腹部食道に分けられている.
- 食道を栄養している主な動脈として,頸部食道には下甲状腺動脈,胸部食道には気管支動脈・食道動脈・肋間動脈,腹部食道には下横隔動脈がある.
- 食道の静脈系として,頸部食道には下甲状腺静脈,胸部食道には奇静脈・半奇静脈,腹部食道には左胃静脈・下横隔静脈が連絡する.
- 食道のリンパ系は2つに分かれる.
  - 壁内リンパ系:食道の粘膜固有層,粘膜下層に豊富なリンパ管網が発達し,筋層を貫いて食道外膜に現れる.
  - 壁外リンパ系:食道,胃のリンパ流は主に胸管に注ぐ.胸管は第1ないし第2腰椎の高さにある乳糜槽からはじまり,食道の右側背面を上行し,第4胸椎の高さで食道の左縁に達し,さらに頸部で左鎖骨下静脈に注ぐ.
- 食道の神経支配は迷走神経と交感神経幹から枝を受ける.迷走神経から,左は大動脈弓下を,右は右鎖骨下動脈下を反回する反回神経が分岐する.反回神経は食道に食道枝を,気管に気管枝を送る.迷走神経本幹は,さらに肺枝を分岐した後,食道に伴走して下行し腹腔内に至る.

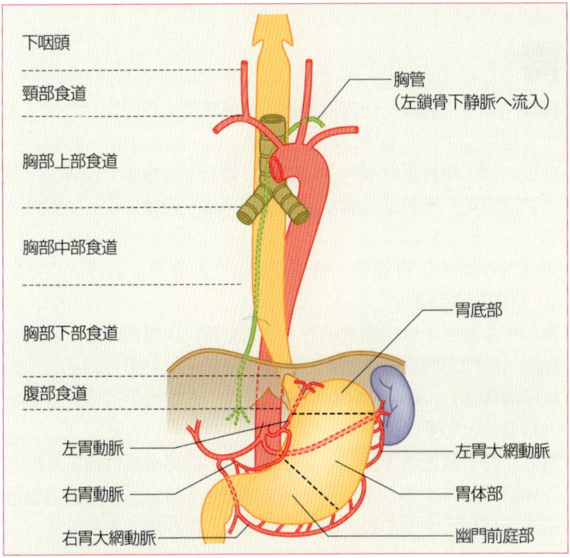

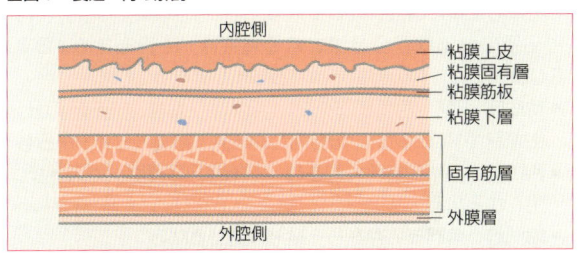

■図1　食道・胃の解剖

■図2　食道壁の組織学的構造

- 食道の壁構造は内腔側から粘膜上皮・粘膜固有層・粘膜筋板・粘膜下層・固有筋層（内側輪状筋，外側縦走筋）・外膜層で構成される（**図2**）．

機能

- 食道は食物を口腔，咽頭から胃に送る輸送機能をもち，消化吸収機能はない．食道入口部と食道接合部の2か所に高圧帯が存在し，前者は食道咽頭逆流防止，後者は胃内容逆流防止機能を有する．

胃

- 胃は可動性に富み,上部は食道,横隔膜により固定され,下部は十二指腸によって支持されている.
- 食道と胃の境界部は噴門とよばれ,胃と十二指腸の境界部は幽門とよばれる.それぞれ輪状筋の強い弛緩・収縮によって開閉される.
- 胃は解剖学的に胃底部,胃体部,幽門前庭部に区分されている(p.3の**図1**参照).
- 胃の主な動脈系は小彎側の左・右胃動脈,大彎側の左・右胃大網動脈,脾門周囲の短胃動脈である.静脈系は動脈と同名で,動脈にほぼ伴走し,最終的には門脈に注ぐ.左胃静脈は冠状静脈とよばれることも多い.
- 胃は交感神経と迷走神経に支配される.交感神経は腹腔神経を経て胃壁に分布する.迷走神経は食道壁を下行し,下部食道表面で交錯しながら主に左枝は前方(前枝)へ向かい,右枝は後方(後枝)へ向かう.前枝は噴門部で胃枝と肝枝に分かれ,後枝は胃枝を分岐した後に腹腔神経叢に入る.
- 胃粘膜の分泌腺から分泌される胃液は,1日あたり1,000〜2,000mLで,胃の部位により腺領域が異なっている.
  - 胃底腺:胃底・胃体部に存在し,壁細胞(塩酸,内因子*の分泌),主細胞(ペプシノゲンの分泌),副細胞(粘液の分泌)からなる.
  - 幽門腺:幽門前庭部に存在し,副細胞,G細胞(ガストリン産生)からなる.
  - 噴門腺:噴門部に存在し,粘液細胞からなる.
- 胃に入った食物は,塩酸により活性化されたペプシンによって蛋白質がペプトンに分解される.粘液には胃粘膜を保護する働きがある.

---

* 内因子:糖蛋白でビタミンB_{12}と結合し,回腸内でのビタミンB_{12}吸収を促進する.

結腸・直腸・肛門

解剖（図1）

- 結腸は，右下腹部の虫垂・盲腸から始まり，時計回りに腹腔内の外側に位置し，骨盤内の直腸・肛門へと連なる．
- 盲腸（C）は回盲弁以下の袋状の部分で，盲腸から右結腸曲までを上行結腸（A），左右結腸曲間を横行結腸（T）という．
- 左結腸曲から左腸骨稜の高さまでを下行結腸（D）という．岬角の高さまでをS状結腸（S）という．

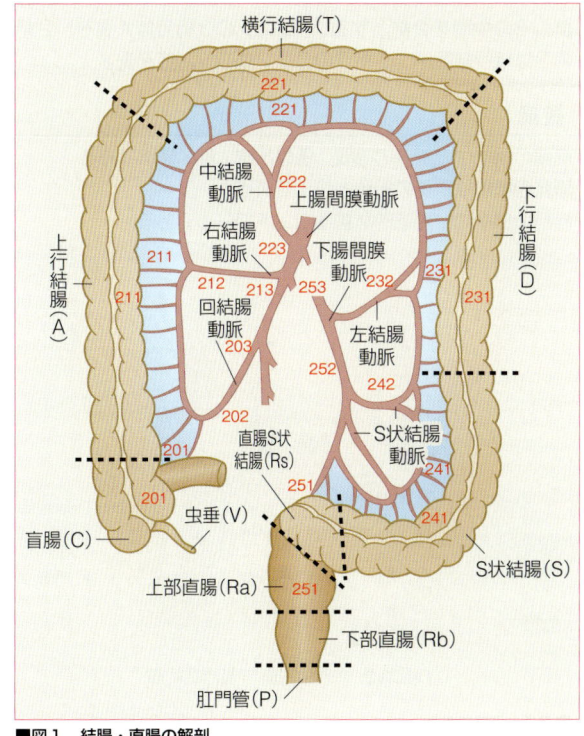

■図1 結腸・直腸の解剖
図中の数字は『大腸癌取扱い規約』に対応したリンパ節番号．

- 直腸・肛門部は，第2仙椎下縁の高さまでを直腸S状部（Rs），腹膜反転部までを上部直腸（Ra），恥骨直腸筋付着部上縁までを下部直腸（Rb），肛門縁までの管状部を肛門管（P），歯状線より下で肛門括約筋に囲まれた部分を肛門という（図2）.
- **動脈支配**
  - 盲腸から横行結腸までは上腸間膜動脈の分枝である回結腸動脈，右結腸動脈，中結腸動脈に支配される.
  - 下行結腸は中結腸動脈分枝と左結腸動脈に，S状結腸はS状結腸動脈に支配される.
  - 直腸は，上方は下腸間膜動脈から分岐した上直腸動脈に，下方は内腸骨動脈の分枝である中・下直腸動脈に支配される.
- リンパ節は腫瘍近傍リンパ節を1群，支配血管根部リンパ節を3群，その中間を2群とする.「222」の3桁目は大腸を，2桁目の2は横行結腸を，1桁目の2は2群リンパ節を表す.

機能

- 結腸の機能は，水分の吸収，便の形成，便の送出である.
- 直腸の機能は，便の貯留と排出である.
- 肛門の機能は，随意的な排便コントロールである.

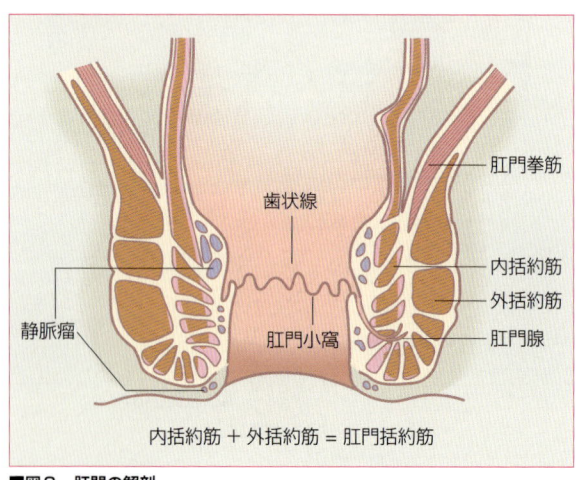

■図2　肛門の解剖

肝臓

■解剖

- 肝臓は右上腹部にあり，肺や心臓などの胸腔内臓器とは横隔膜が隔てている．肝臓の右側は肋骨弓下に隠れるように位置する（**図1**）．
- 成人では約1,000〜1,500ｇの重さがある．
- 肝臓は大きな右葉と小さな左葉に分かれる．肝臓の区域分類はいくつかあるが，クイノー分類がよく使用される（**図2**）．
- 肝臓は肝小葉という基本構造が集まってできている．肝小葉には肝細胞が並ぶ肝細胞索が放射状に並び，その中心部に中心静脈がある．肝小葉の周囲には肝臓に分布する門脈枝，肝動脈枝，胆管の３つの脈管を包むグリソン鞘がある（**図3**）．
- 肝臓への流入血管は２つある．心臓から来る動脈系血管のほか，門脈という静脈系血管がある（p.16の**図2**，p.17の**図5**）．
- 門脈は十二指腸から大腸までの消化管から吸収した栄養分を含む血液を肝臓に送っている（p.17の**図5**）．

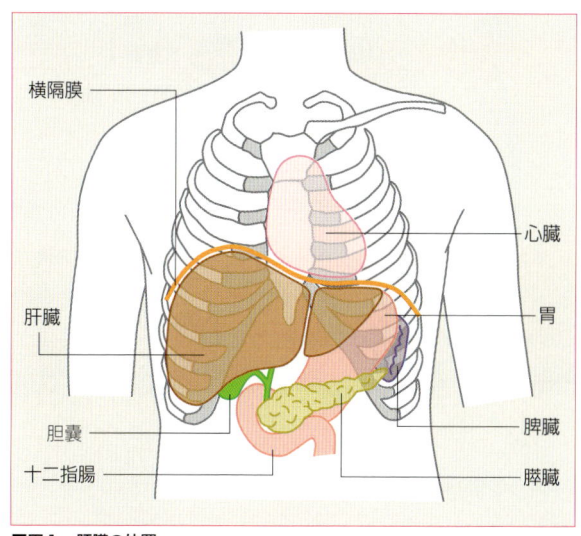

■図１　肝臓の位置

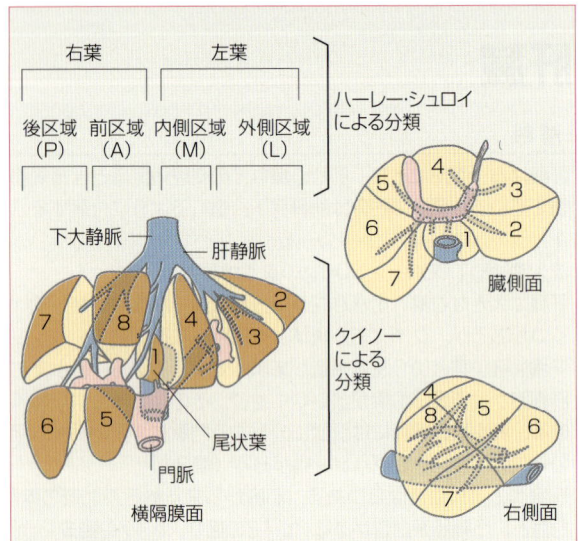

■図2 肝区域分類

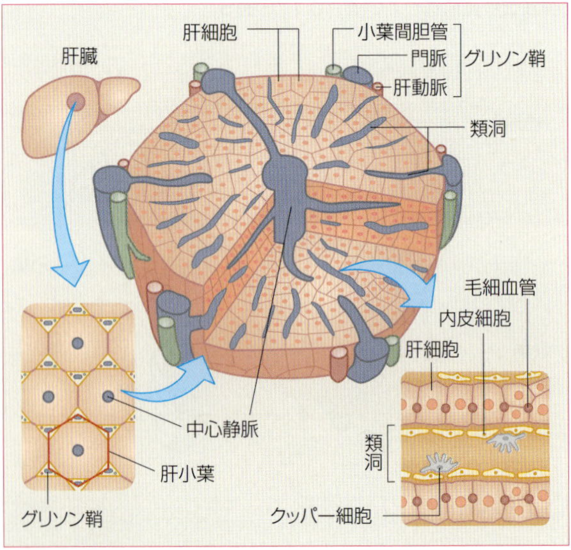

■図3 肝小葉とグリソン鞘

■機能

- 肝臓は各種栄養分の代謝や蛋白の合成，解毒，胆汁の合成など，さまざまな機能を果たしている（**図5**）．
- 多くの機能をもつため，肝臓機能の評価は1つの指標だけで行わず，複数の指標を用いることが多い（**表1**）．

《①代謝機能（図5）》

- 3大栄養素である糖質（でんぷん），蛋白質，脂質のほかにビタミンやホルモン，微量元素の代謝を行う．
- **糖質**：単糖となった糖質は小腸で吸収される．この糖質が門脈経由で肝臓に行き，グリコーゲンとして貯蔵されたりブドウ糖（グルコース）になったりする．ブドウ糖は全身に回り，エネルギー

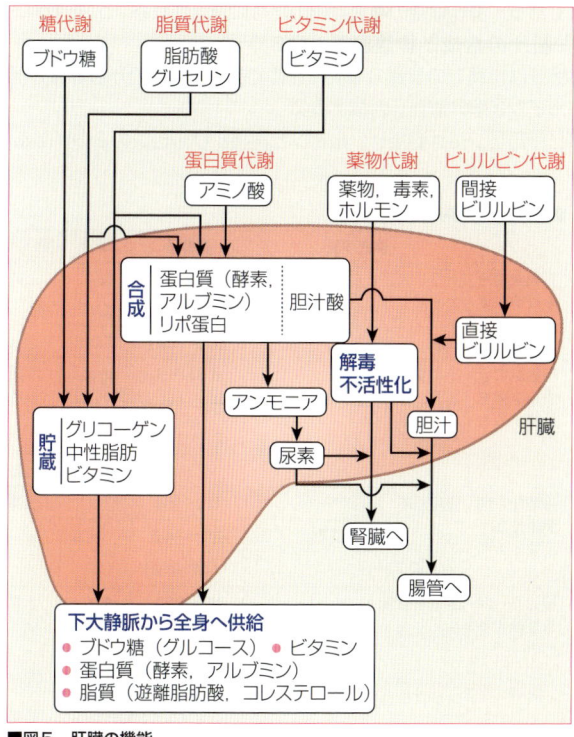

■図5　肝臓の機能

源となる．余分なブドウ糖は肝臓や筋肉にグリコーゲンとして貯えられる．
- 蛋白質：腸でアミノ酸として吸収され，肝臓で人体の構成成分や人体の機能と関係する酵素・抗体，人体に必要な種々の蛋白質をつくる．この際に使われる酵素や肝臓での産生物質は肝臓機能の評価に使われている（**表1**）．
- 脂質：脂質は小腸で胆汁酸の働きにより脂肪酸とグリセリンになって消化・吸収される．肝臓は約5％の脂質を含んでいる．リン脂質，コレステロール，中性脂肪，胆汁酸などである．

《②解毒機能》
- 肝臓は薬物やアルコールなどの分解・解毒をする．この代謝産物は腸管や腎臓に排出される（**図5**）．
- ICG試験（ICG R_{15} 値，ICG K値）は肝臓での解毒機能をみる検査であり，肝切除術の術前評価のために施行される（p.98参照）．

《③胆汁の合成と排泄機能（図6）》
- 胆汁は小腸での脂質の吸収に必要であり，この胆汁は肝臓でビリルビンと胆汁酸から合成される．
- ビリルビンには間接ビリルビンと直接ビリルビンの2つがある．

■表1　肝機能検査項目

	検査項目		基準値	単位	障害時
肝細胞壊死を反映するもの	トランスアミナーゼ	AST（GOT）	40以下	IU/L	上昇
		ALT（GPT）	35以下	IU/L	
	LDH		103〜190	IU/L	
肝細胞の合成能阻害を反映するもの	アルブミン		4.5〜5.5	g/dL	下降
	コリンエステラーゼ		780〜1,500	IU/L	
	凝固因子	PT	80〜120	％	
		APTT	27〜40	秒	上昇
線維化，間葉系反応を反映するもの	膠質反応	TTT	0.6〜9.4	U	上昇
		ZTT	4.0〜14.5	U	
	γ-グロブリン		11.0〜20.9	％	
胆汁うっ滞を反映するもの	胆道系酵素	ALP	60〜220	IU/L	上昇
		LAP	50〜180	IU/L	
		γ-GTP	8〜50	IU/L	
	コレステロール		120〜220	mg/dL	
	直接ビリルビン		0.4以下	mg/dL	

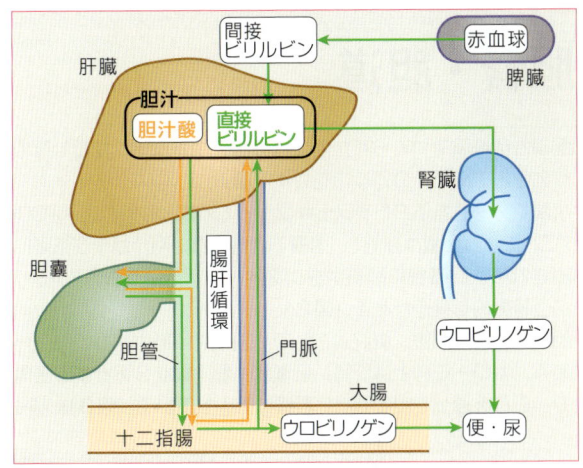

■図6 胆汁の流れ

- 赤血球内のヘモグロビンが脾臓などで壊されて間接ビリルビンができる．この間接ビリルビンが肝臓でグルクロン酸と結合して直接ビリルビンとなり胆汁中に排泄される．
- 肝臓から出た胆汁は一部胆嚢に入り貯留され濃縮される．食後の胆嚢の収縮により，胆管を経て十二指腸に排出される．小腸で脂質の消化吸収にかかわった胆汁は胆汁酸として腸で回収され，門脈を経由し，再び肝臓に戻る（腸肝循環）．
- 肝臓自体の機能が低下すると胆汁の生成力が低下し，ビリルビンが血液中にあまり黄疸が出現する（皮膚や目の白い部分が黄色くなる）．このとき血中の間接ビリルビンが優位で高値となる．
- 胆汁の通り道が何らかの原因で詰まったために起こる閉塞性黄疸では，黄疸の症状以外に便が白くなる．このとき血中の直接ビリルビンが優位で高値となる．

胆嚢・胆道

- 胆道とは肝臓でつくられた胆汁が肝臓の中から十二指腸で腸の中に入るまでの胆汁の通り道をさす（**図1**）.
- 小腸で分泌されるコレシストキニン-パンクレオザイミン（CCK-PZ）により胆嚢は収縮し，胆嚢で濃縮された胆汁が十二指腸に排出される．胆嚢壁にはロキタンスキー・アショフ洞（RAS）という特徴的な構造がある（**図2**）.
- 胆嚢摘出術（開腹，腹腔鏡下）で問題となる部位がカロー三角である．カロー三角とは肝管，胆嚢管，肝下縁を3辺とする三角形で，ここを通って胆嚢動脈が胆嚢に流入している（**図3**）.

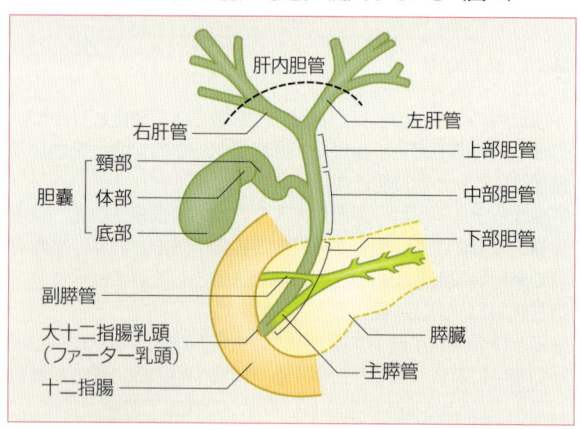

■図1　胆道系の区分

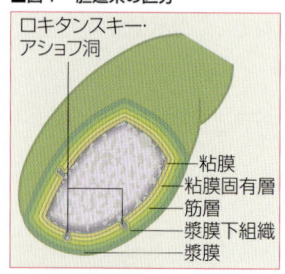

■図2　胆嚢の構造
胆嚢には粘膜下層に相当する部分はない．

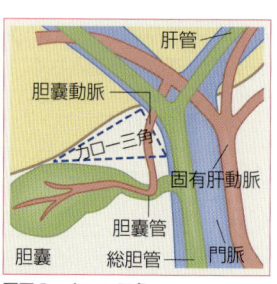

■図3　カロー三角

膵臓

解剖 （図1）

- 膵臓は第1，第2腰椎の高さにあり，後腹膜に固定されている長径20cmほどの臓器である．
- 十二指腸側から頭部，体部，尾部の3つに分ける．頭部と体部は上腸間膜静脈〜門脈の左側縁で分ける．

機能 （図2）

- 消化酵素を含む膵液を十二指腸に分泌する外分泌機能といくつかのホルモンを血液中に分泌する内分泌機能がある．

《①外分泌機能》

- 膵腺房細胞から消化酵素が，膵腺房中心細胞や導管細胞から重炭酸ナトリウムがつくられる．これらは膵管を通って十二指腸の乳頭から十二指腸内に入る．
- 膵液の分泌は，胃から分泌されるセクレチンや十二指腸から分泌されるコレシストキニン‐パンクレオザイミン（CCK-PZ）などの消化管ホルモンによって亢進する．
- 膵液には糖質の消化に関係する酵素（アミラーゼ，マルターゼ，ラクターゼなど），蛋白質を分解する酵素（トリプシンなど），脂質を分解する酵素（リパーゼなど）が含まれる．
- アミラーゼはでんぷんを麦芽糖に，マルターゼは麦芽糖をブドウ糖に，ラクターゼは乳糖をブドウ糖とガラクトースに分解する．

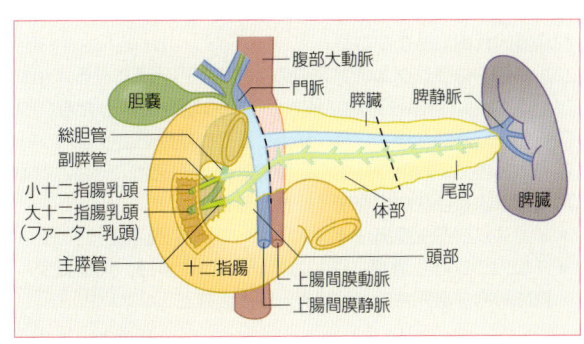

■図1　膵臓の解剖

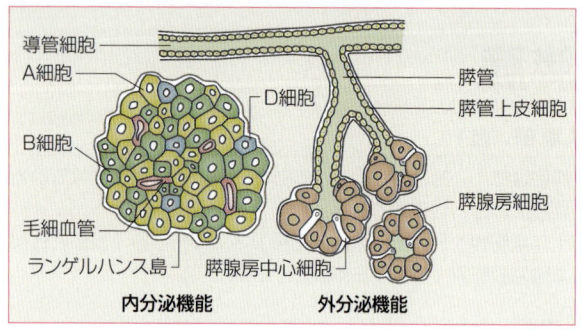

■図2　膵臓の外分泌機能，内分泌機能

- トリプシンはトリプシノゲンという酵素活性のない形で分泌された後，腸内でトリプシンに変わって酵素活性をもち，蛋白質をアミノ酸に分解する．
- リパーゼは脂質を脂肪酸とグリセリンに分解する．
- 膵液中の重炭酸ナトリウムは，胃を経てきた食物のpHをアルカリ側に傾け，腸内を消化酵素が働きやすい環境にする．

《②内分泌機能》

- 膵臓内のランゲルハンス島でホルモンがつくられ血液中に放出される．ランゲルハンス島は膵臓内に約100万個ある．ここでつくられるホルモンには，インスリン以外にグルカゴンやソマトスタチンなどがある．
- インスリンはランゲルハンス島のB細胞から分泌される．インスリンは細胞内へのブドウ糖の取込みや，肝臓でのグリコーゲンの産生を促進することによって血糖値を下げる．そのほか，蛋白質や脂質の代謝にもかかわる．
- グルカゴンはランゲルハンス島のA細胞から分泌される．インスリンとは逆に糖原性アミノ酸からブドウ糖を生成したり，グリコーゲンの分解を促進したりすることで血糖値を上げる．
- これらの内分泌細胞から生じる腫瘍があり，過剰に分泌されるホルモンによる症状が出現することがある．
  - インスリン産生腫瘍（インスリノーマ）：低血糖症状
  - グルカゴン産生腫瘍（グルカゴノーマ）：貧血，体重減少，耐糖能異常，壊死性遊走性紅斑，口内炎など

消化器系の血管系

- 食道は頸部から胸部，腹部にまたがる．頸部では下甲状腺動脈，胸部では大動脈から直接分枝する食道動脈，腹部では胃や横隔膜からの動脈に栄養されている（**図1**）．
- 食道の静脈は奇静脈，半奇静脈などに流出し心臓に還る（**図1**）．
- 胃から直腸までの消化管および肝臓，胆嚢，膵臓などは大動脈から分枝する腹腔動脈，上腸間膜動脈，下腸間膜動脈という3本の動脈から栄養されている．
- 腹腔動脈は主に胃，十二指腸，肝臓，胆嚢，膵臓および脾臓などを栄養する（**図2**）．
- 上腸間膜動脈は十二指腸から空腸・回腸や右側の結腸（盲腸から上行結腸・横行結腸），および膵臓を栄養する（**図3, 4**）．肝臓の一部を栄養することもある．
- 下腸間膜動脈は下行結腸から直腸までを栄養する（**図4**）．
- 腹腔動脈，上腸間膜動脈，下腸間膜動脈は，その還流領域がお互いに相補するようになっている．
- 胃から直腸までと，膵臓および脾臓から出ていく血液は門脈を経由していったん肝臓に流入し，肝内に栄養を置いた後，心臓に戻り再び全身に送り出される（**図5**）．

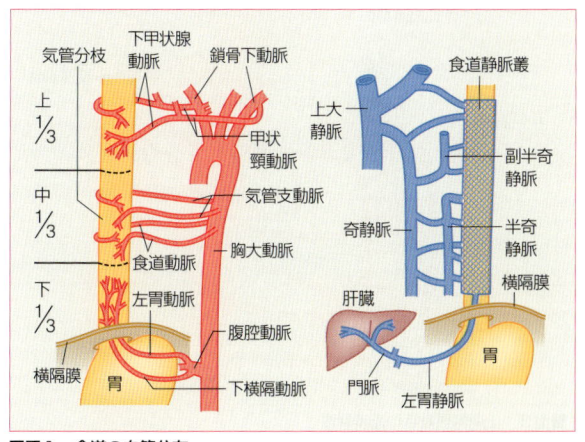

■図1　食道の血管分布

- 肝臓から出ていく静脈系のうち，左肝静脈，中肝静脈，右肝静脈の3本が肝臓の上部で下大静脈に流入する．そのほか，肝臓の尾状葉から直接下大静脈に還流する何本かの短肝静脈がある．
- 直腸領域の流出血管には門脈系以外に骨盤内の静脈を介して直接下大静脈に流入するものもある．

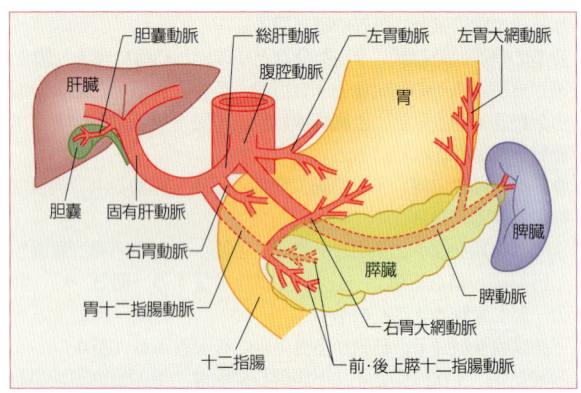

■図2 腹腔動脈の還流領域

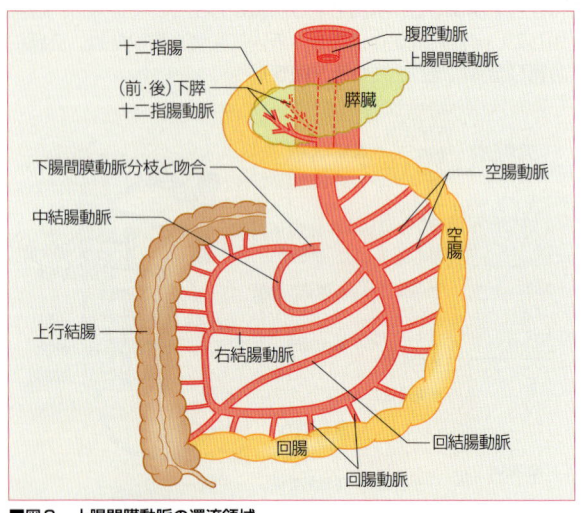

■図3 上腸間膜動脈の還流領域

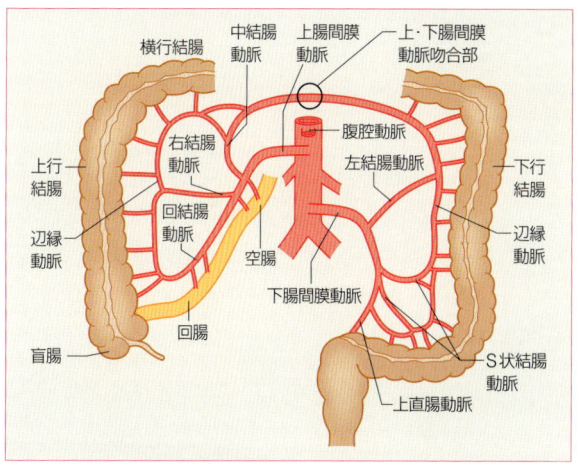

■図4　下腸間膜動脈の還流領域

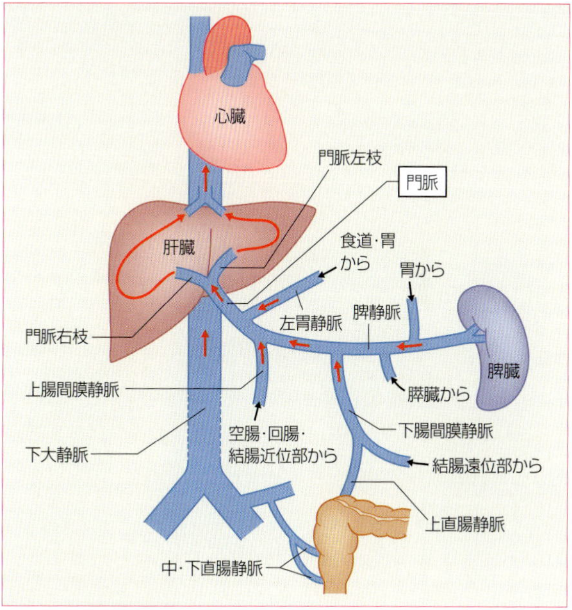

■図5　肝臓の血管分布

2 症状とその対処法

- 嗄声
- 嚥下困難
- 悪心・嘔吐
- 腹痛
- 腹痛（急性腹症）
- 腹水
- 吐血
- 下血
- 下痢
- 便秘
- 黄疸
- 発熱
- ドレーン排液異常

嗄声

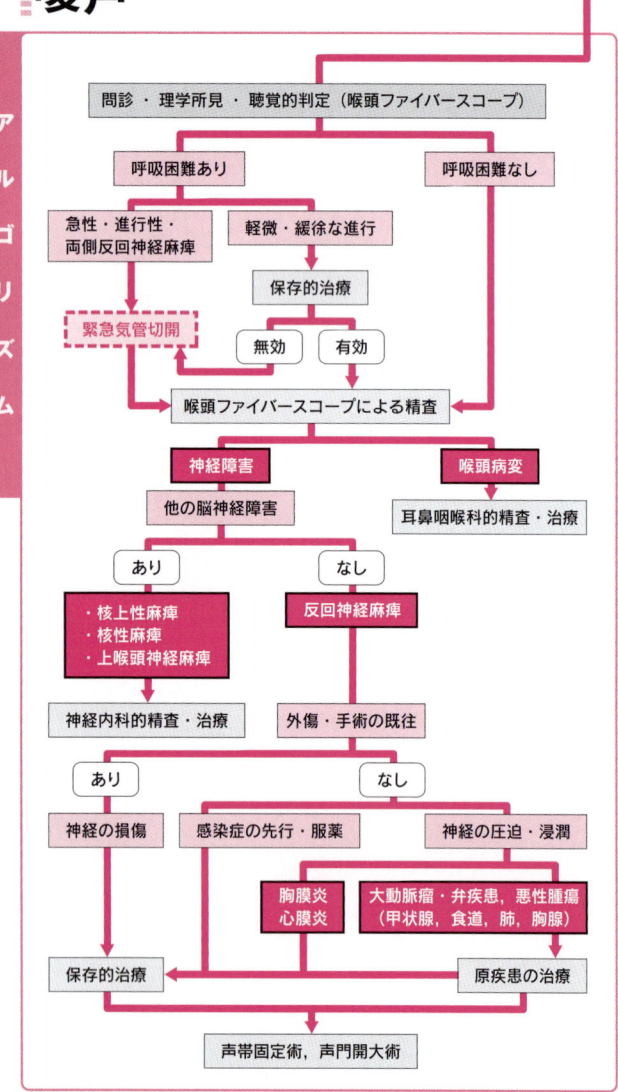

| 発生機序 | ● 発声には声帯の振動が正しく生じる必要があり，声帯を形成する筋肉や粘膜が正常で，かつ運動機能も正常でなければならない．嗄声はそのいずれかが障害されて生じる．
● 原因として**喉頭病変**（炎症，腫瘍）と声帯に対する**神経支配の障害**に大別することができる．
● 神経障害は臨床的に反回神経麻痺が最も多く，その原因は神経の損傷，神経の圧迫・浸潤，感染症・薬物による神経炎とされるが，半数以上は原因不明である． |

嗄声

| 判断基準 | ● 問診：**現病歴**（声の調子・強さ・持続・音質，障害の誘因），**既往歴**（音声障害の既往，気道・内分泌・神経疾患など），**生活習慣**（職業，喫煙など）を聴取する．
● 聴覚的判定：粗造性嗄声（喉頭炎，声帯ポリープ・癌などの喉頭病変），気息性嗄声（声帯麻痺など），無力性嗄声．
● 以上から，喉頭病変か神経障害かを念頭に，喉頭ファイバースコープで観察して診断する． |

対処方法

1. 呼吸困難
- 急速に進行する場合や両側反回神経麻痺の場合は，緊急気管切開術の適応になることがある．
- 呼吸状態，嗄声の質の変化に注意して観察する．
- 両側反回神経麻痺における声質の回復は，狭窄の進行を意味することがあり，窒息の危険がある．

2. 喉頭病変（声帯ポリープ，癌，炎症など）
- 禁酒・禁煙．発声を控え，吸入療法（ネブライザー）を行う．
- 耳鼻咽喉科の専門的治療が必要となる．

3. 神経障害（原因不明，炎症，神経の圧迫・浸潤など）
- 気管挿管後に生じた嗄声や神経炎は予後良好である．
- 神経の圧迫・浸潤の背景には多彩な原因疾患がある．悪性腫瘍や大動脈瘤などの原因疾患の治療が優先される．
- ステロイド，ビタミンB_1，B_{12}などの投与．発声訓練．3～6か月にわたる治療が奏効しない場合，声帯固定術などを行う．

嚥下困難

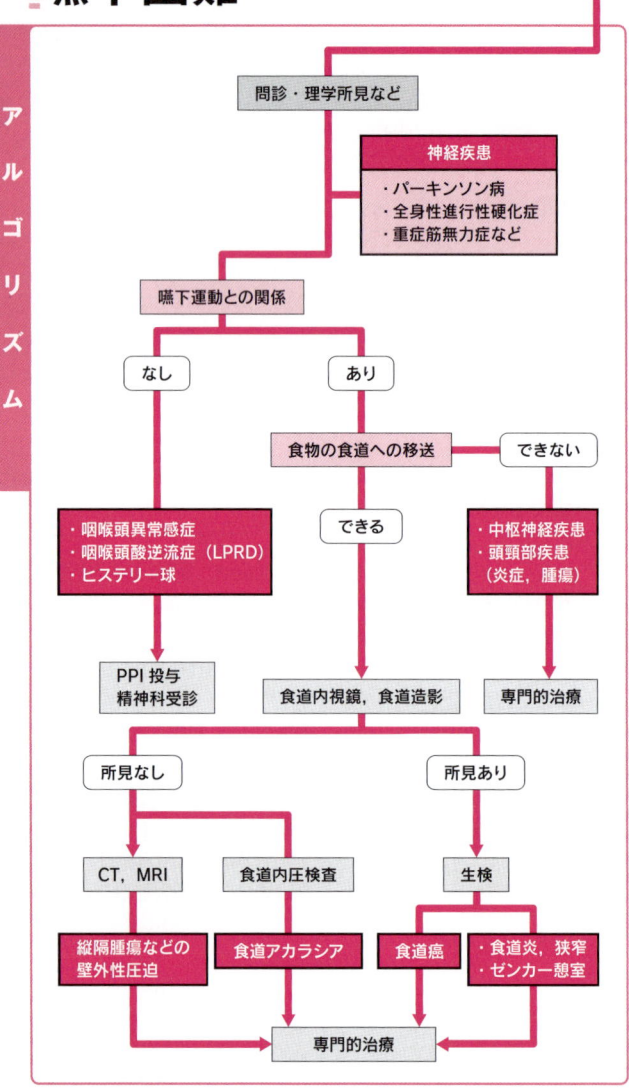

アルゴリズム

問診・理学所見など

神経疾患
・パーキンソン病
・全身性進行性硬化症
・重症筋無力症など

嚥下運動との関係

- なし
  - ・咽喉頭異常感症
  - ・咽喉頭酸逆流症（LPRD）
  - ・ヒステリー球
  - → PPI投与 精神科受診

- あり
  - 食物の食道への移送
    - できない
      - ・中枢神経疾患
      - ・頭頸部疾患（炎症，腫瘍）
      - → 専門的治療
    - できる
      - 食道内視鏡，食道造影
        - 所見なし
          - CT, MRI → **縦隔腫瘍などの壁外性圧迫**
          - 食道内圧検査 → **食道アカラシア**
        - 所見あり
          - 生検 → **食道癌** / ・食道炎，狭窄 ・ゼンカー憩室

→ 専門的治療

| 発生機序 | ●食物が口腔から胃に到達する経路に通過障害があるときに起こる自覚症状で，消化器疾患の主要症状の一つである．
●**器質的障害**と**運動機能障害**に大別される．
●原因疾患として，咽頭・食道疾患（腫瘍，炎症，狭窄，ゼンカー憩室，アカラシアなど），食道壁外からの圧迫（甲状腺，縦隔腫瘍，大動脈瘤など），神経疾患（全身性進行性硬化症，中枢神経疾患，パーキンソン病など）などがあげられる． |

嚥下困難

| 判断基準 | ●**問診**：嚥下困難の発現の経過，合併疾患の存在の有無など．
●嚥下困難が**嚥下に伴う**か，あるいは**嚥下した食物が食道に運ばれているとき**かで，疾患が絞られてくる．
●40歳以上の男性やアルコール多飲者，喫煙者では，頭頸部癌や食道癌を考慮する必要がある． |

対処方法

1. 食道癌
- 嚥下困難を伴う場合は進行癌であることが多く，早急な治療が必要となる．
- 食事の内容を通過のよい粥食，流動食に変更する．経口摂取不能の場合，補液を考慮する．

2. 逆流性食道炎
- 炎症が高度で狭窄をきたしていることがある．
- 狭窄がなくても，下部食道の攣縮，上部食道昇圧帯の圧上昇などにより嚥下困難が自覚される場合がある．
- プロトンポンプ阻害薬（PPI）投与が治療の基本となるが，ときに手術も考慮される．

3. 食道アカラシア
- 薬物治療，バルーン拡張，手術が選択できるが，最近は腹腔鏡下の手術が積極的に行われる．

4. 食道壁外からの圧迫
- 縦隔腫瘍，動脈瘤，甲状腺疾患などが原因であるが，いずれも原疾患の治療が必要である．

悪心・嘔吐

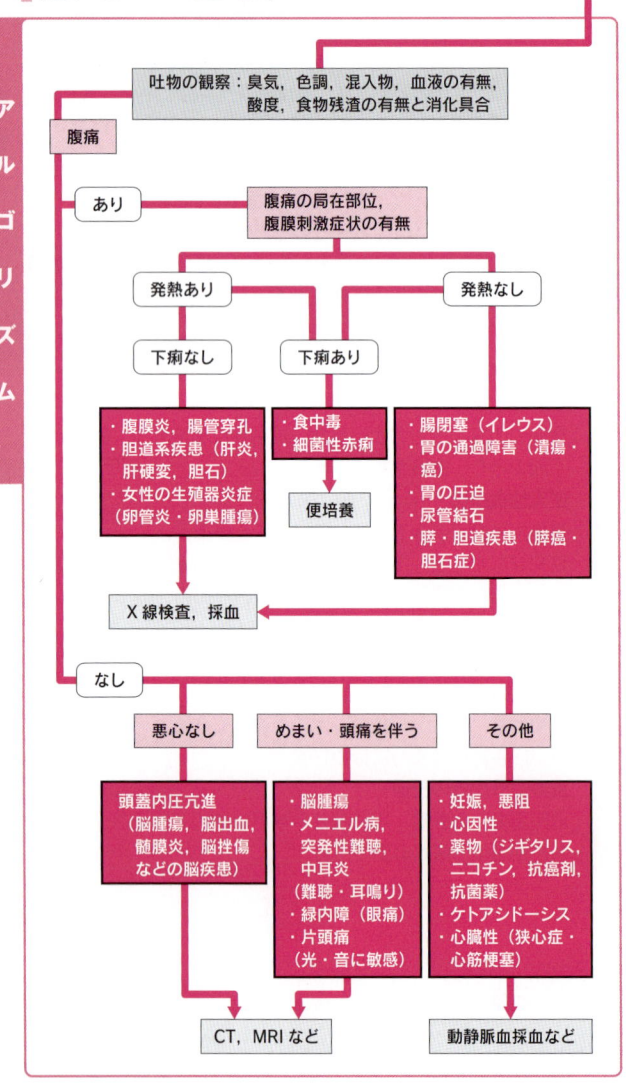

発生機序

- 嘔吐中枢（延髄）への刺激の伝達経路によって，反射性嘔吐と中枢性嘔吐に分けられる．
- **反射性嘔吐**：①消化管や肝臓などの異常が迷走神経の求心路を経て，あるいは②前庭器官（半規管や耳石器など）の異常が前庭神経を経て，それぞれ嘔吐中枢に伝達されて発症する．
- **中枢性嘔吐**：嘔吐中枢の直接刺激または延髄よりも上位中枢からの刺激によって発症する．①ある種の薬物や毒性物質が第四脳室の化学受容体引金帯（chemoreceptor trigger zone；CTZ）を刺激する．②味覚・視覚・嗅覚，精神的・心理的要因など，大脳皮質からの刺激による．③脳腫瘍などによる脳圧亢進が直接刺激する．
- 嘔吐を引き起こす原因疾患を**表1**にまとめる．

■表1　嘔吐を引き起こす原因疾患

反射性嘔吐	消化器疾患	胃炎，胃癌，腸閉塞（イレウス），急性腹膜炎，虫垂炎，胃・十二指腸潰瘍，腸炎，食中毒
	前庭神経を介する	メニエル病，突発性難聴，内耳炎，前庭神経炎
中枢性嘔吐	CTZを介する	薬物（ジギタリス，モルヒネ，ニコチン，抗癌剤など），食中毒，代謝性疾患（肝不全，尿毒症，ケトアシドーシスなど），内分泌疾患（甲状腺機能亢進症など）
	味覚・視覚・嗅覚，心因性など	緑内障，ヒステリー，ストレス
	頭蓋内圧亢進	脳出血，くも膜下出血，髄膜炎，脳炎，脳腫瘍，小脳脳幹部疾患

判断基準

- **吐物の観察**：臭気，色調，混入物，血液の有無，酸度，食物残渣の有無と消化具合など．
- 患者の原因疾患の有無を確認する．
- 常に消化器以外の疾患について考慮する．第一の鑑別ポイントは腹痛の有無である．腹痛があれば，その局在部位，腹膜刺激症状，発症の仕方（突然／徐々に）などが診断の助けとなる．さらに，発熱や頭痛，めまいなど，嘔吐に伴う症状を十分に観察する．
- 腹痛を伴う疾患には単純X線（立位・臥位）と超音波検査を行い，その他の検査は特定の疾患が疑われる場合に行う．

対処方法

- 悪心・嘔吐の原因は多岐にわたる．治療の原則は原疾患の治療であるが，持続する嘔吐に対しては，重症化する前に緊急処置としての対症療法が必要である．その内容を以下に示す．

1. 全身管理
- 大量の嘔吐，また意識障害を伴う場合などは，気道と血管を確保する．吐物の誤嚥を防ぐため，呼吸状態の観察を行い，昏睡体位などの誤嚥を予防できる体位をとらせる．

2. 輸液管理
- 脱水や低クロール性アルカローシスを考慮し，輸液を行う．

3. 腸管の減圧
- 胃内容の貯留が疑われるときには経鼻胃管を挿入する．イレウスによるものにはイレウス管を挿入する．手術の適用もある．

4. 催吐，胃洗浄，生理食塩水の輸液
- 薬物の誤飲の際に行う．ただし，胃洗浄は胃内容に強酸・強アルカリや石油製品，有機溶剤が疑われる場合や意識障害が高度で気管挿管がされていない患者では禁忌となるため，注意を要する．

5. 薬物治療
- 中等症・軽症では制吐薬の投与．原因により薬剤選択をする（表2）．

■表2　悪心・嘔吐の原因と治療薬

原因	薬剤
消化管の運動亢進・痙攣	抗コリン薬（ブスコパン®，硫酸アトロピンなど）
胃粘膜刺激	粘膜麻酔薬（ストロカイン®など）
消化管，胆道などの運動低下時，抗癌剤投与時	塩酸メトクロプラミド（プリンペラン®），ドンペリドン（ナウゼリン®）など
中枢性嘔吐（神経性，心因性）	フェノチアジン系（コントミン®，ウインタミン®など）
反射性嘔吐（メニエル病など）	抗ヒスタミン薬（トラベルミン®など）

医師からのワンポイント

悪心・嘔吐に対する治療のための原疾患の見極め方

1. 腹痛を伴う場合
- 消化管や他の管腔臓器の運動痙攣や閉塞，炎症などが生じていると考え，食事との関連性や吐物の性状で原因を推測する．
- 食事との関連性：摂取直後の嘔吐は食道アカラシア，食道癌などを疑う．食後1〜4時間後の嘔吐は胃や十二指腸病変，よく消化されたものが嘔吐されるときには小腸以下の病変を疑う．
- 吐物の性状：吐物に血液混入があれば食道や胃の出血性病変（癌，潰瘍，マロリー・ワイス症候群など）を疑う．酸味臭があるか，苦味を伴う胆汁や腸液の混入か，糞便臭があるかで閉塞部を推測する．

2. 発熱を伴う場合
- 胃や腸，胆道系の炎症などがあるが，食中毒や細菌性・ウイルス性腸炎なども考え，下痢の有無，食事との関係などを観察する．

3. 腹痛を伴わない場合
- めまいを伴えば，メニエル病，中耳炎，緑内障を疑う．脳疾患患者の脳圧亢進症状としての嘔吐は，通常，悪心を伴わずに嘔吐（噴出性嘔吐）を繰り返す．脳腫瘍では，頭痛，徐脈，意識障害なども伴う．

4. その他
- 妊娠に伴う悪阻，心因性嘔吐などの可能性もある．

腹痛（急性腹症をのぞく）

アルゴリズム

腹膜刺激症状
- あり → **急性腹症** p.31参照
- なし → 痛みの性質

痛みの性質

持続性の強い痛み
- 強い炎症
- 臓器の虚血

↓
- 造影CT
- 腹部超音波

↓
- 絞扼性腸閉塞
- 上腸間膜動脈血栓症

↓
緊急手術

- 膵炎の初期 など

↓
- ドレナージ
- 抗菌薬の投与

疝痛
- 平滑筋の痙攣性収縮

↓
- 腸閉塞
- 尿路結石
- 胆石発作

↓
臭化ブチルスコポラミン（ブスコパン®）注射＊

＊禁忌の患者もいるため注意する（p.30参照）

↓
何らかの炎症または消化管機能異常

↓
- 急性胃炎，胃粘膜障害
- 胃・十二指腸潰瘍
- 腸炎
- 癌
- 癒着による通過障害
- 便秘
- 機能性消化不良
- 過敏性腸症候群
- 胃食道逆流症
- 慢性膵炎
- 炎症性腸疾患

↓
原因に対する治療

持続性の鈍痛

消化器症状以外
- 心筋梗塞，狭心症
- 肺炎
- 帯状疱疹
- 膠原病

↓
専門的治療

発生機序

- 腹痛は病態生理学的に3つのタイプに分類される．①内臓痛，②体性痛，③関連痛である．
- **内臓痛**：臓器自体が異常に伸展拡張したり収縮したりする際の鈍い痛みで，痛みの部位ははっきりしないが，正中線上にあることが多い．悪心，発汗などの自律神経症状を伴うことも多く，体動で痛みが軽減することもある．急性虫垂炎初期の心窩部痛が代表的な例．
- **体性痛**：腹膜に波及した鋭い痛みで，部位は限局的で，体動で増悪する．腹膜刺激症状も体性痛の一種である．
- **関連痛**：放散痛ともいい，内臓痛が強い場合に痛みの中枢神経経路と同じ脊髄レベルの感覚神経が支配している部位に感じる．例えば横隔膜下膿瘍による痛みが肩の痛みに感じる．

判断基準

- **痛みの種類**（腹膜刺激症状を伴う痛み／持続性の強い痛み／疝痛〈疼痛が間欠的に繰り返す状態〉／持続性の鈍痛）．
- **痛む部位**（腹部全体／上腹部／臍周囲／下腹部／右側／左側）．
- **腹部膨満**の有無，**腸蠕動音**（亢進／減弱もしくは消失）．
- **発症パターン**（急激な発症／時間経過による変遷），**増悪因子**（体位，食事など）の有無．
- **随伴症状**（発熱，悪心・嘔吐，吐下血，黄疸，便秘，下痢，血尿，月経異常など）の有無．
- 性別，年齢，原疾患や既往歴（胃・十二指腸潰瘍の既往／腹部の手術歴など），合併症（心房細動や狭心症などの心疾患／糖尿病など）も考慮に入れる．

対処方法

1. 腹膜刺激症状を伴う腹痛の場合

- 急性腹症と判断し，医師へ報告する．緊急手術の適応があるかどうかが検討される（急性腹症の項，p.31参照）．

2. 腹膜刺激症状はないが非常に強い持続性の腹痛の場合

- 絞扼性腸閉塞や上腸間膜動脈血栓症の可能性があるため，医師へ報告．造影CT検査により緊急手術の適応が検討される．
- 膵炎の初期など，腹腔内に強い炎症があるが炎症の主体が後腹膜側で腹壁にまで炎症が波及してないこともある．造影CTや腹部超音波検査の結果を受けて，急性腹症に準じた治療（ドレナージ，抗菌薬投与など）を行う．

3. 疝痛の場合

- 平滑筋の痙攣性収縮によるもので，腸閉塞，尿路結石，胆石

対処方法

発作などが考えられる.
- 臭化ブチルスコポラミン（ブスコパン®）の注射で疼痛が軽減するのが特徴. ただし, 重篤な心疾患, 緑内障, 前立腺肥大症を合併した患者には禁忌.

4. 持続性の鈍痛の場合

- 何らかの炎症または消化管機能異常に由来すると考えられ, 緊急処置は必要ない場合が多いが, 診断に苦慮することも多い.
- 痛みの部位, 発症状況, 食事との関係, 消化器症状（悪心・嘔吐, 吐下血, 下痢, 便秘の有無, 排便で軽快するか）を十分に問診し, 診断に応じて治療・対応を行う（**表1**）.
- 消化器以外の疾患（心筋梗塞, 肺炎, 帯状疱疹, 膠原病に伴う腹痛など）もまれではあるが, 鑑別診断に入れる.

■表1 持続性の鈍痛における治療・対応

診断	治療・対応
急性胃炎, 胃粘膜障害, 胃・十二指腸潰瘍	制酸薬（H₂ブロッカーやプロトンポンプ阻害薬）, 胃粘膜保護薬の投与
腸炎	整腸薬,（細菌性腸炎の場合）抗菌薬の投与
癌	NSAIDsやオピオイドの投与
癒着による通過障害	下剤の投与, 腹部を温める
機能性消化不良	消化運動改善薬（クエン酸モサプリド）の投与
過敏性腸症候群	食事生活指導, ポリカルボフィルカルシウムの投与
胃食道逆流症	制酸薬, 消化運動改善薬の投与

MEMO

腹膜刺激症状と所見のとり方

①筋性防御: 手を触れただけ, また弱く腹部を押すだけで腹壁が固く緊張する. ②反跳痛（ブルンベルグ徴候）: 腹部を押したときよりも離した瞬間に痛みが増強する.

主としてこの2種類の所見を腹膜刺激症状といい, 腹膜炎を強く示唆する. 腹膜刺激症状がある場合, 手術を含めた緊急処置が必要. 腹膜刺激症状の有無で, 緊急手術が必要かどうかを決定することが多い.

患者を仰臥位・足を曲げた状態にし, 痛みから遠い部位から優しく押すことで所見をとることが重要. 痛い部分を強く押さえては正確な所見はとれない!

腹痛（急性腹症）

アルゴリズム

```
問診・理学所見
全身状態の評価：バイタルサイン
        │
   ┌────┴────┐
ショック状態あり  ショック状態なし
   │
ショックに対する治療
   │
   └────┬────┘
        │
・造影 CT
・腹部所見
  ・圧痛     ・筋性防御（デファンス）
  ・反跳痛   ・腸管蠕動音
        │
   （鎮痛薬の投与）
        │
   ┌────┴────┐
精査：血算，生化学，尿一般，   心電図検査
胸腹部 X 線，腹部超音波，      X 線
CT 検査など
   │                           │
   │                    ┌──────┴──────┐
リスク評価          関連痛      ・狭心症
（表 1 参照）                   ・心筋梗塞
   │                           ・肺炎
   │                           ・胸膜炎
手術を含む緊急治療   保存的治療   専門的治療
```

発生機序
- さまざまな疾患を背景に，突然の激烈な腹痛と重篤な全身症状を呈する．
- 上記の症状を呈し，外科的処置あるいは内科的治療を早急に必要とする疾患群を急性腹症とよぶ．

判断基準
- 緊急手術，保存的治療の適否を的確に判断することが非常に重要である（**表1**）．

判断基準

- **腹部所見**：手術適応を決定する際，最重視する．自発痛や圧痛，腹膜刺激症状（反跳痛〈rebound tenderness；ブルンベルグ徴候〉，筋性防御）の有無を確認．腹部所見をとる際には，優しくゆっくり，痛みがない場所から腹部を診る．乱暴に触診すると患者に力が入ってしまい，正確な所見がとれなくなる．

■表1 腹痛の部位別鑑別疾患と治療の適応

体性痛				部位	内臓痛（関連痛）			
A	B	C	局在明瞭，持続的，激痛		局在不明瞭，間欠的，鈍痛（疝痛），悪心・嘔吐	A	B	C
●	(●)		胃・十二指腸潰瘍穿孔	心窩部	胃・十二指腸潰瘍		●	●
●			特発性食道破裂		急性胃炎			●
	●		急性膵炎		胃痙攣			●
	●		横隔膜下膿瘍		急性虫垂炎初期			●
					胆石発作		●	●
					（狭心症，心筋梗塞）		●	
●	●		急性胆嚢炎	右上腹部	胆石			●
		●	胆嚢癌		十二指腸潰瘍			●
	●		肝癌破裂		上部尿路結石		●	
	●		横隔膜下膿瘍		（狭心症，心筋梗塞）			
					（肺炎，胸膜炎）			
●	(●)		急性虫垂炎	右下腹部	急性虫垂炎	●	(●)	
(●)	●		憩室炎		クローン病			●
	●		盲腸周囲膿瘍		憩室炎			
	●		メッケル憩室炎		腸重積	●	●	
●	●		婦人科疾患		尿路結石		●	
●			ヘルニア嵌頓					
	●		急性膵炎	左上腹部	尿路結石		●	
		●	大腸癌		過敏性腸症候群			●
●			虚血性腸炎		脾梗塞		●	
		●	腎盂腎炎		（狭心症，心筋梗塞）			
					（肺炎，胸膜炎）			
(●)	●		虚血性腸炎	左下腹部	急性大腸炎			●
(●)	●		憩室炎		潰瘍性大腸炎		●	
●	●	●	婦人科疾患		憩室炎			
●	(●)		ヘルニア嵌頓		S状結腸軸捻転	●		
					尿路結石			
●			腹膜炎（胃・十二指腸潰瘍穿孔など）	腹部全体	腸閉塞（イレウス）		●	
●			絞扼性イレウス		急性腸炎			●
	●		急性膵炎		食中毒			●
	●		腸間膜リンパ節炎		急性ポルフィリン血症			●
●	(●)		上腸間膜動脈血栓症		白血病			●
●			腹部大動脈瘤破裂		糖尿病			●

A：手術適応，B：緊急治療，C：保存的治療

判断基準
- **画像所見**：原因疾患を同定するうえで必須．可能であれば造影CT検査を行う．MD-CTならば，血管造影の代用にもなる．
- 高齢者や幼児では，炎症が高度でも腹部所見に乏しいことがあるため注意を要する．

対処方法
1. **ショック症状**
- 患者の全身状態，意識レベル，バイタルサインを把握する．
- 速やかにショックに対する治療（補液，昇圧薬の投与など）を行う．
2. **疼痛**
- 内臓痛に対しては鎮痙薬（臭化ブチルスコポラミン〈ブスコパン®〉），体性痛に対してはペンタゾシン，塩酸モルヒネの投与．鎮痛薬投与を急ぎすぎると診断を誤ることがあるため注意する．
3. **疾患別のポイント**⇒以下のMEMO参照．

MEMO

急性腹症となる疾患別のポイント

急性虫垂炎
- 悪心・嘔吐を伴い，初期は心窩部痛，徐々に右下腹部に移行．
- 腹膜刺激症状，白血球増多．
- 腹部超音波・CT検査で10mm以上の虫垂腫大が証明できれば手術の適応．
- 憩室炎，婦人科疾患との鑑別が重要．

腸閉塞（イレウス）（ヘルニア嵌頓を含む）
- 腹痛，悪心・嘔吐が主な症状．
- 単純性か複雑性（絞扼性）かの鑑別が重要．常に絞扼性イレウスを疑い，手術の時期を誤らない．
- 腹部単純X線のニボー像で診断．
- 腹膜刺激症状出現時は緊急手術を考慮．

急性胆嚢炎
- 右季肋部痛，発熱，（黄疸）が主な症状．
- 血液検査，腹部超音波検査により診断は容易である．

消化管穿孔（胃・十二指腸潰瘍穿孔）
- 突発する腹痛，腹膜刺激症状．潰瘍の既往がある．
- 腹部X線で遊離ガス（フリーエア）を認める．微量のフリーエアはCTでしか検出できないこともある．

- 胃潰瘍穿孔は原則的に緊急手術の適応となる．
- 十二指腸潰瘍で，腹水少量，限局した腹膜刺激症状などの条件がそろえば保存的治療も可能．

急性膵炎
- 急激な上腹部痛，血液・尿中アミラーゼの上昇．
- 原因としては胆石性，アルコール性が多い．
- 腹部超音波・CT検査で膵腫大などを証明する．

結腸憩室炎
- 日本では右側に多く生じ，保存的治療が原則である．
- 腹部超音波・CT検査で周囲炎症，膿瘍の有無，虫垂炎との鑑別診断を行う．
- 穿孔例は下行～S状結腸，高齢者に多く，手術が適応される．

虚血性腸炎
- 高齢者の腹痛，下血．左半結腸に好発．
- 保存的治療が原則だが，壊死型は緊急手術の適応となる．
- 大腸内視鏡検査で診断（急性期では前処置は禁忌）．

婦人科疾患
- 卵巣嚢腫茎捻転，子宮外妊娠破裂は緊急手術の適応．
- 骨盤内臓炎は，虫垂炎，憩室炎との鑑別が重要となる．
- 腹部超音波・CT検査で診断する．

上腸間膜動脈血栓症
- 不整脈，動脈硬化などの心・血管疾患を有することが多い．
- 激烈な痛みに比べ，腹部所見に乏しい．
- ゴールデンタイム（発症6時間以内）であれば緊急血管造影下で血栓溶解療法も可能．6時間以降は緊急手術の適応．

尿路結石
- 側腹部痛（臍部～鼠径・会陰部への放散痛），悪心・嘔吐を伴う．
- 腹部X線，超音波検査で結石を証明する．
- 尿検査で血尿，潜血反応陽性．

腹部大動脈瘤破裂
- 急激な腹痛，Hb/Htの低下，ショック症状を呈する．
- ショックに対する治療を行い，腹部超音波・CT検査で診断後，速やかに緊急手術を行う．

内科的疾患による関連痛
- 狭心症，心筋梗塞，肺炎など．
- 胸部X線，心電図検査を行い，速やかに内科的治療を行う．

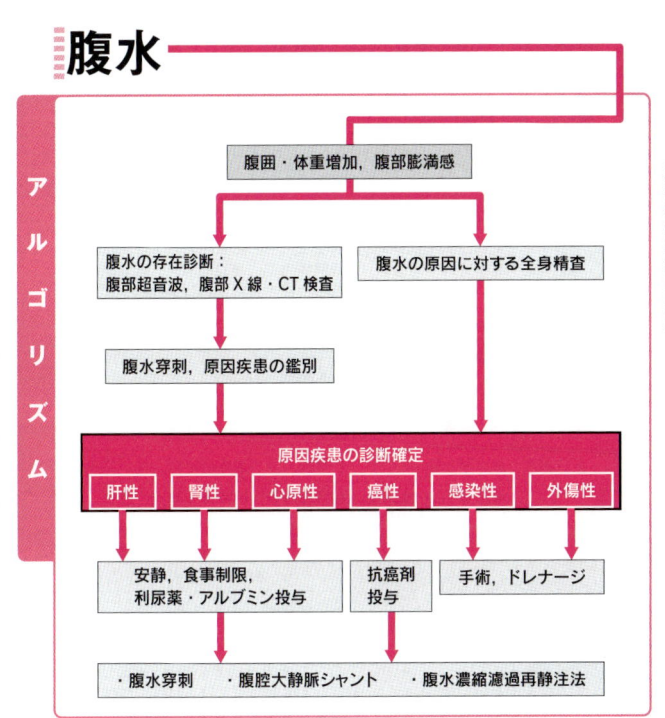

腹水

アルゴリズム

腹囲・体重増加，腹部膨満感

→ 腹水の存在診断：腹部超音波，腹部X線・CT検査
→ 腹水穿刺，原因疾患の鑑別

腹水の原因に対する全身精査

原因疾患の診断確定

| 肝性 | 腎性 | 心原性 | 癌性 | 感染性 | 外傷性 |

- 肝性・腎性・心原性：安静，食事制限，利尿薬・アルブミン投与
- 癌性：抗癌剤投与
- 感染性・外傷性：手術，ドレナージ

・腹水穿刺　・腹腔大静脈シャント　・腹水濃縮濾過再静注法

（腹痛（急性腹症）／腹水）

発生機序

- 腹腔内に生理的限界を超えて液体が貯留する．
- 成因（表1）により腹水の性状や量が異なる．

■表1　腹水の成因

①肝性：肝硬変，肝静脈閉塞，バンチ症候群，特発性門脈圧亢進症
②腎性：ネフローゼ
③心原性：うっ血性心不全
④癌性：癌性腹膜炎によるもの，消化器癌（胃癌，膵臓癌，大腸癌，胆嚢癌，胆管癌，肝臓癌），婦人科悪性腫瘍，悪性リンパ腫
⑤感染性：細菌性腹膜炎（胃・十二指腸潰瘍穿孔，虫垂炎，大腸穿孔などの一次性腹膜炎），結核性腹膜炎，クラミジア腹膜炎
⑥非感染性炎症性：急性膵炎，胆汁・尿などの腹腔内流出，膠原病の漿膜炎
⑦外傷性：手術による臓器損傷（リンパ管，胆管，腸管），腹腔内出血（リンパ管損傷以外は，病態生理的には⑤，⑥に分類できる）
⑧その他：絞扼性腸閉塞（イレウス）（進行すれば感染性），腹膜偽粘液腫（腫瘍による粘液産生と反応性滲出），低栄養（吸収不良症候群など）

判断基準

- 腹部膨満感,腹囲および体重増加,蛙腹.
- **診断方法**:腹部超音波検査,腹部CT・MRI,腹水穿刺による腹水検査(**表2**)

■表2 腹水検査

項目		疑われる疾患・病態
性状	漿液性	肝硬変,うっ血性心不全
	膿性	感染性腹膜炎(胃・十二指腸潰瘍穿孔,虫垂炎,大腸穿孔)
	血性	腹腔内出血,癌性腹膜炎,絞扼性腸閉塞(イレウス),腸間膜動脈閉塞症
	粘液性	腹膜偽粘液腫
	乳糜性	リンパ系疾患,外傷および手術による臓器損傷
	胆汁性	胆嚢穿孔,手術および外傷による胆管損傷
蛋白濃度	漏出液2.5g/dL以下	肝硬変,うっ血性心不全,ネフローゼ
	滲出液4.0g/dL以上	癌性腹膜炎,感染性腹膜炎,膵炎
生化学的検査		癌性腹膜炎(ブドウ糖,LDH),乳糜性腹水(トリグリセライド),膵炎(アミラーゼ),胆汁性腹膜炎(ビリルビン)
腫瘍マーカー		癌性腹膜炎(CEA,CA125)
細菌学的検査		感染性腹膜炎(一般細菌,結核菌,真菌)
腹水細胞診		癌性腹膜炎(腫瘍細胞),感染性腹膜炎(多核白血球,リンパ球,単球)

対処方法

1. 安静臥床
- 門脈圧が低下し,腎血流量が増加する.

2. 食事制限
- 1日あたり塩分5g以下,水分1000mL以下.

3. 薬物療法
- **利尿薬**:ループ利尿薬(速効性/ラシックス®),抗アルドステロン薬(遅効性/アルダクトン®,ソルダクトン®).
- **アルブミン製剤**:血清アルブミン値が2.5g/dL以下であれば投与.

4. 腹水穿刺
- 保存的治療が無効で腹部膨満感,呼吸困難などの自覚症状が強い場合.ただし大量の腹水穿刺は低血圧,腎不全,肝性脳症を惹起することに注意する.

対処方法

5. 腹腔大静脈シャント
- 腹水を大静脈系に還流するルートを外科的に作製する．

6. 腹水濃縮濾過再静注法
- 除去した腹水を濃縮し，細菌と腫瘍細胞を除去して再静注する．

7. 抗癌剤
- 癌性腹膜炎による腹水の場合，癌腫に応じて適切な抗癌剤を全身もしくは腹腔内に投与する．

【肝硬変患者への生活指導】
- 塩分過多の食品（ハム，燻製，バター，海産物）を控え，安静時間を十分にとり，定期的な通院と検査を行うように指示する．

吐血

アルゴリズム

```
バイタルサインのチェック
├── 出血性ショックあり
│     ● 輸液  ● 輸血
│     ● 気道確保  ● 昇圧薬・止血薬投与
│     ● 尿道カテーテル・中心静脈カテーテル挿入
│         ↓
└── 出血性ショックなし
          ↓
      上部消化管内視鏡
      ├── 出血源同定 → 内視鏡的止血術
      │         ├── 止血 → 止血後の薬物療法
      │         └── 止血不可 → 血管造影検査および塞栓療法
      └── 出血源不明 → 血管造影検査および塞栓療法
                        ├── 止血 → 止血後の薬物療法
                        └── 止血不可 → 緊急手術 → 止血 → 止血後の薬物療法
```

発生機序

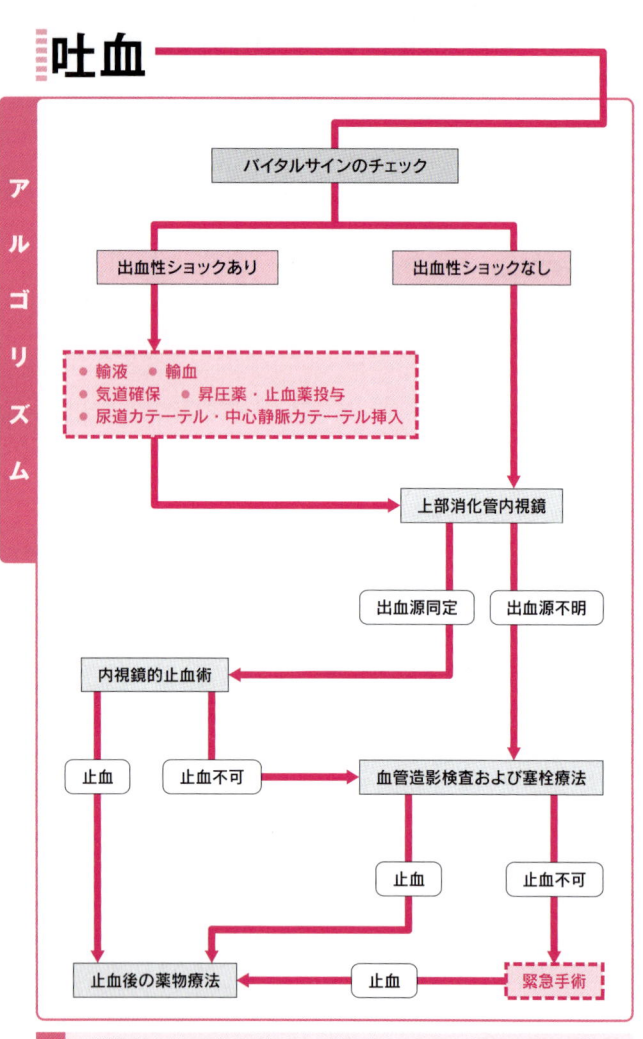

- 消化管からの出血が原因（**表1**）となり，貯留した血液を口から嘔吐する現象．吐血の出血源は，ほとんどの場合トライツ靱帯より口側にある．
- 出血性ショックに移行して重篤となる可能性がある．

発生機序

■表1 吐血の原因

①食道疾患：食道静脈瘤破裂，食道潰瘍，食道癌，食道憩室
②胃疾患：胃静脈瘤破裂，マロリー・ワイス症候群，急性胃粘膜病変，胃潰瘍，胃癌，アンギオディスプラジア
③十二指腸疾患：十二指腸潰瘍，十二指腸癌，十二指腸乳頭部癌，膵頭部癌，十二指腸憩室
④その他：上部消化管内視鏡治療後（ESD，EMR，ポリペクトミー），上部消化管手術後（吻合部出血）

判断基準

- 嘔吐物に**血液混入**があるか．**吐物の量**，**性状**，**バイタルサイン**のチェックも重要である（表2）．
- 原疾患をもつ患者であれば，既往歴や治療歴を確認し，医療者同士で情報を共有する．
- **診断方法**：理学検査，血液検査，上部消化管内視鏡検査，血管造影検査．急速大量の吐血に対しては，輸血により循環動態を保ちながら内視鏡検査を行う（治療と検査診断を並行して行う）．
- 患者の状態を消化器専門医へ速やかに連絡し指示を仰ぐ．もしくは消化器専門医のいる施設に転送する．

■表2 バイタルサインなど，患者状態のめやす

	軽症	中等症	重症
血圧（mmHg）	>100	80～100	<80
脈拍（回/分）	<100	100～120	>120
四肢冷汗	軽度	中程度	高度
尿量	低下	乏尿	無尿

対処方法

1. 循環動態の確保，管理
- 輸液，輸血，昇圧薬・止血薬の投与．尿道カテーテル・中心静脈カテーテルの挿入．

2. 酸素投与と気道確保
- 貧血による酸素運搬能低下に対しては酸素投与，凝血塊による気道閉塞や自発呼吸低下に対しては，気管挿管のうえ人工呼吸管理．

3. 上部消化管内視鏡検査
- 出血源が同定できれば内視鏡的止血術（止血薬散布，局注，クリップ，高周波，APC〈アルゴンプラズマ凝固法〉などによる組織凝固），静脈瘤への止血術（結紮術，硬化療法，

対処方法

SBチューブ).

4. 血管造影検査
- 内視鏡検査で出血源不明な場合,もしくは止血困難な症例に対し,動脈カテーテルを用いたコイルや止血薬による塞栓術.

5. 外科的治療
- 上部消化管内視鏡検査や血管造影検査で止血術や塞栓療法を施行しても出血のコントロールがつかない場合に適応となる.

6. 止血後の薬物療法・輸血療法
- **胃・十二指腸潰瘍**:H_2ブロッカー,プロトンポンプ阻害薬,トロンビン,アルギン酸ナトリウム.
- **食道胃静脈瘤破裂**:バソプレシン.
- **その他**:濃厚赤血球,血小板,新鮮凍結血漿.

7. 生活指導
- 止血後,再出血のリスクを下げるため,患者に十分な生活指導を行う.
- **食道胃静脈瘤からの出血**:原疾患の治療のほか,アルコール類の摂取禁止,刺激物や熱いもの,硬いものの摂取は控えるように指導する.
- **胃・十二指腸潰瘍**:H_2ブロッカーやプロトンポンプ阻害薬の継続維持療法,アルコール類の摂取禁止,消炎鎮痛薬の減量や変更,ヘリコバクター・ピロリ菌の除菌療法について指導する.
- 再吐血が認められた場合の緊急連絡先を必ず教えておく.

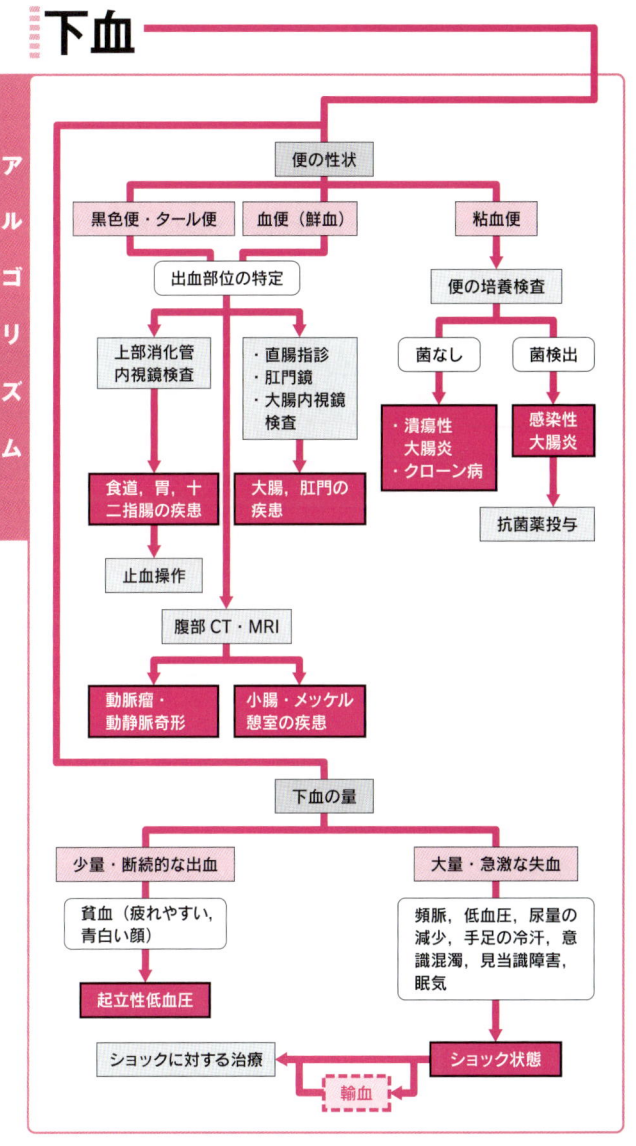

下血

アルゴリズム / 吐血／下血

```
下血
 │
 ▼
便の性状
 ├─ 黒色便・タール便 ──┐
 ├─ 血便（鮮血）────┤
 │                    ▼
 │              出血部位の特定
 │               ├── 上部消化管内視鏡検査 ──▶ 食道，胃，十二指腸の疾患 ──▶ 止血操作
 │               └── ・直腸指診
 │                    ・肛門鏡
 │                    ・大腸内視鏡検査 ──▶ 大腸，肛門の疾患
 │                                          │
 │                                          ▼
 │                                    腹部CT・MRI
 │                                     ├── 動脈瘤・動静脈奇形
 │                                     └── 小腸・メッケル憩室の疾患
 │
 └─ 粘血便
      ▼
   便の培養検査
    ├── 菌なし ──▶ ・潰瘍性大腸炎 ・クローン病
    └── 菌検出 ──▶ 感染性大腸炎 ──▶ 抗菌薬投与

下血の量
 ├── 少量・断続的な出血 ──▶ 貧血（疲れやすい，青白い顔）──▶ 起立性低血圧
 └── 大量・急激な失血 ──▶ 頻脈，低血圧，尿量の減少，手足の冷汗，意識混濁，見当識障害，眠気 ──▶ ショック状態 ──▶ ショックに対する治療
                                                                                          ⇅
                                                                                        輸血
```

発生機序

- 口から肛門までの消化管からの出血の結果,血液が便として排泄された場合を総称して下血という.
- 下血をきたす原因となる消化管各部位に生じる疾患を**表1**にまとめる.

■表1　下血をきたす疾患

部位	疾患
食道	食道の裂傷,食道炎,食道静脈瘤,食道癌など
胃	胃潰瘍,胃癌,上部消化管GIST,上部消化管悪性リンパ腫,胃の動静脈瘤,動静脈奇形など
十二指腸	十二指腸潰瘍,十二指腸癌,十二指腸の動静脈奇形など
小腸	小腸癌,小腸悪性リンパ腫,小腸GIST,小腸憩室症,メッケル憩室,クローン病,虚血性小腸炎[*1],小腸動脈瘤,小腸血管奇形腫など
大腸	結腸癌,直腸癌,大腸ポリープ,大腸悪性リンパ腫,大腸GIST,潰瘍性大腸炎,クローン病,大腸ポリープ切除後,虚血性大腸炎[*1],感染性大腸炎[*2],薬剤性大腸炎[*3],大腸動脈瘤,大腸動静脈奇形など
肛門	内痔核,裂肛

所見・随伴症状

- 肉眼的に確認される便の性状によって,**黒色便**,**タール便**,**血便**,**粘血便**などと表現される.
- 少量または断続的な出血の場合は,**貧血**が起こり,疲れやすく顔は青白くなる.貧血が強い場合は起立性低血圧をきたす.
- **大量で急激な失血**の場合は,脈が速くなる,低血圧,尿量の減少などの症状が出現し,手足は汗ばんで冷たくなる.脳への血液供給が減るため,意識混濁,見当識障害,眠気を引き起こし,ひどくなれば**ショック状態**となる.

判断基準

【便の状態と出血部位の特定】

- **黒色便・タール便**:多くは十二指腸までの上部消化管からの出血を疑う.**便が黒色**になるのは,消化管内で出血した血液

---

*1　虚血性腸炎(小腸,大腸):高齢者に多いとされてきたが,近年,若年者にも見受けられるので診断するうえで注意が必要である.
*2　感染性大腸炎:細菌性赤痢,サルモネラ,腸炎ビブリオ,腸結核,アメーバ赤痢,カンピロバクター腸炎,病原性大腸菌O-157による大腸炎をいう.いずれも粘血便などがみられる.
*3　薬剤性大腸炎:抗菌薬,鎮痛薬,抗癌剤などによって引き起こされる大腸炎.最も多いのは抗菌薬によるものである.他の大腸炎と症状は同様で腹痛,下痢,下血がみられる.

判断基準

のヘモグロビンが胃酸によってヘマチンに変化した結果である. 吐血を伴う場合も多く, 上部消化管内視鏡検査を行って出血原因を特定する.

- **血便**：下部消化管, 肛門からの出血を疑う. 血液が鮮血の場合には, 簡便に行える直腸指診, 肛門鏡による診察が重要となる. また, 排便時に鮮血出血があり比較的強い肛門痛が伴えば裂肛, 疼痛を伴わなければ内痔核を疑う. 下部消化管からの出血を疑った場合には, 大腸内視鏡検査を行えば診断は比較的容易である.
- **粘血便**：主に大腸で出血し, 潰瘍性大腸炎やクローン病, 感染性大腸炎などが疑われる. 感染性大腸炎の診断には便からの原因菌の同定が必要である.
- **動脈瘤・動静脈奇形からの出血**：CT検査, MRI検査で出血源を検索する.
- **小腸・メッケル憩室からの出血**：上部消化管, 大腸内視鏡検査で出血源が見つからない場合に疑い, 小腸造影検査, 小腸内視鏡検査, CT検査, MRI検査, テクネシウムシンチ(メッケル憩室)を行う. 発見は容易ではない場合が多い.
- **大腸からの出血**：大腸内視鏡検査による肉眼所見と生検所見で結腸癌, 直腸癌, 大腸ポリープ, 大腸悪性リンパ腫, 大腸GISTは診断がつく. 潰瘍性大腸炎とクローン病の区別はつきにくい場合もある.
- **直腸進行癌からの出血**：多くの症例は直腸指診で診断がつく.
- **肛門疾患(内痔核, 裂肛など)からの出血**：肛門鏡による診察で診断が可能.

注意
- ある種の下剤の服用で便が黒くなることもある.
- 上部消化管からの出血による下血でも, 消化管内に血液が停滞しなければ黒色を呈しない場合もある.
- 一度黒色便になると, 止血できている場合でも黒色便が数日続くため, 実際に止血できているかどうかを上部消化管内視鏡検査, 血液データの推移でチェックする必要がある.

対処方法

- 下血がみられたら, 原因疾患を特定し, それに沿った治療を行う.

1. ショック症状を伴わない程度の下血

- その場での輸血を考慮する必要はないが, 突然ショック状態

下血

対処方法

となる場合もあるので，経過を追って血液データの推移をみておく．

2. ショック症状を伴う場合
- 特段の事情がない限り，輸血を行い症状の改善を図りながら原因検索を進める．特に高齢者で，重篤な心疾患，呼吸器疾患，腎疾患，肝疾患などを合併している場合は，急速な転帰をとる可能性があるため特に注意する．

3. 止血操作
- 上部消化管内視鏡検査と同時に，食道静脈瘤，胃・十二指腸潰瘍などからの出血が見つかれば，その場で行う場合も多い．

4. 大腸ポリープ切除後
- 術後当日〜数日後に出血をきたす場合がある．患者に注意を促しておき，出血があれば，直ちに再度大腸内視鏡検査を行い，必要に応じて止血操作を行う．

5. 感染性大腸炎の場合
- 原因菌に応じた抗菌薬で治療する．

6. 薬剤性大腸炎の場合
- 特定薬剤使用の既往の有無と内視鏡所見で診断し，治療は原因薬剤の中止である．

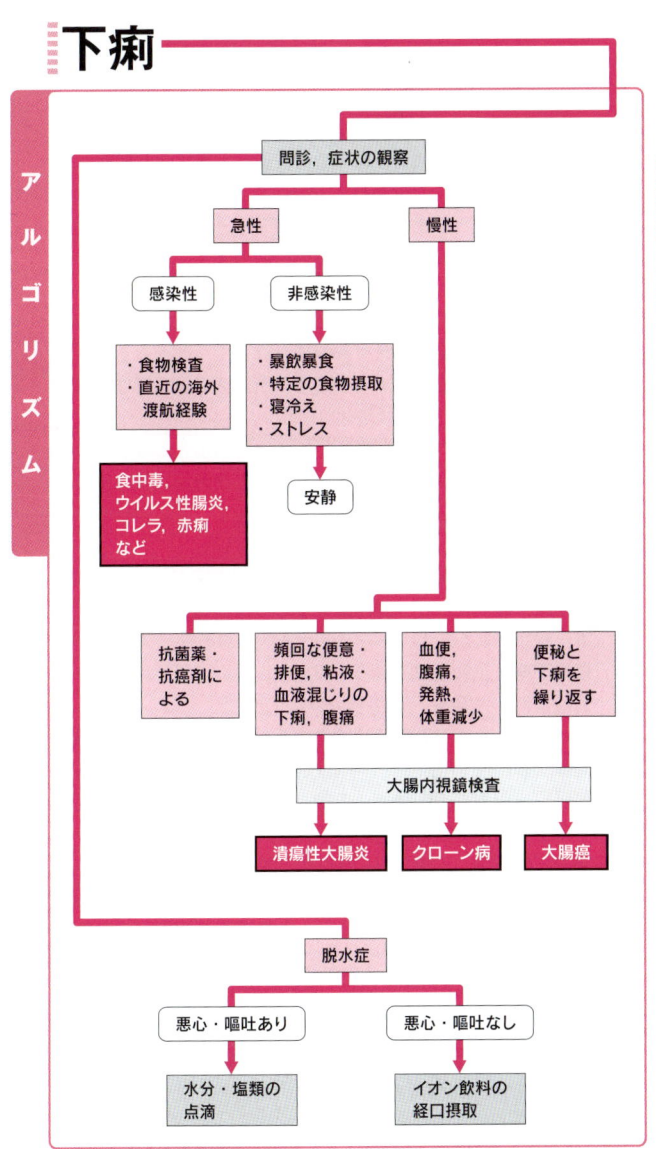

下痢

アルゴリズム

問診，症状の観察

- 急性
  - 感染性
    - ・食物検査
    - ・直近の海外渡航経験
    - → 食中毒，ウイルス性腸炎，コレラ，赤痢など
  - 非感染性
    - ・暴飲暴食
    - ・特定の食物摂取
    - ・寝冷え
    - ・ストレス
    - → 安静
- 慢性
  - 抗菌薬・抗癌剤による
  - 頻回な便意・排便，粘液・血液混じりの下痢，腹痛
  - 血便，腹痛，発熱，体重減少
  - 便秘と下痢を繰り返す
  - → 大腸内視鏡検査
    - 潰瘍性大腸炎
    - クローン病
    - 大腸癌

脱水症
- 悪心・嘔吐あり → 水分・塩類の点滴
- 悪心・嘔吐なし → イオン飲料の経口摂取

下血／下痢

- 下痢とは,排便中の水分が増加し,泥状あるいは液状の便を排泄する状態を総称する.排便回数が多いだけで下痢とはいわない.
- 正常な便では60〜80%近くが水分であり,下痢は水分が85%〜90%を超えた結果である.

発生機序

- 便が正常な硬さとなるには,一定時間,大腸に止まっている必要がある.便が大腸を速く通過すると水様性便となる.
- **消化と吸収は小腸**で行われ,**水分は大腸で吸収**されるが,その過程で異常が起き,活発な蠕動運動による腸内容物の迅速な通過,腸粘膜の障害による水分の吸収障害,腸粘膜からの腸液分泌増加などにより発生する.
- 分泌性下痢は,感染したウイルスなどによって産生された**毒素**が,小腸と大腸に塩化ナトリウムなどの**塩類と水分を便中に分泌**させることによって生じる.例えばコレラでは1時間に約1L以上の大量の便が排泄される.
- 滲出性下痢は,**大腸粘膜の炎症**によって潰瘍を形成したり充血したりして,蛋白質や血液,粘液などが分泌され,便の量と水分量が増加した状態である.

【下痢の原因】

- **急性下痢**:暴飲暴食,冷たい飲み物や消化しにくい食べ物*の摂取,寝冷えなど.食中毒やウイルス性腸炎,コレラ,赤痢,かぜ,ストレス,不安などが原因となるケースもある.
- **慢性下痢**:過敏性腸症候群や潰瘍性大腸炎,糖尿病,吸収不良症候群,大腸癌,胃や肝胆膵などの疾患.
- **便が大腸に止まる時間の短縮による**:胃・小腸・大腸の部分切除,腸のバイパス手術,甲状腺機能亢進症,ゾリンジャー-エリソン症候群,制酸薬,下剤,プロスタグランジン,セロトニンなどの薬物の使用,カフェインの摂取.
- **浸透圧性下痢**:正常な腸内細菌の過剰繁殖や通常は腸内にみられない細菌の繁殖,アメーバなどの寄生虫感染症による.腸内の正常な細菌叢を破壊するため抗菌薬の服用もこの原因となる.
- **分泌性下痢**:ウイルスや細菌,寄生虫による感染症で生じる.コレラ菌やカンピロバクター属などの細菌やクリプトスポリジウム属などの寄生虫が主.そのほか,ヒマシ油のような下剤,胆汁酸,腸のポリープやカルチノイド,ガストリノーマ

---

*特定の食品に耐性がなく,下痢を起こす人がいる.

発生機序

などのまれな腫瘍によっても生じる．
- **滲出性下痢**：潰瘍性大腸炎，クローン病，結核，リンパ腫や腺癌など．直腸粘膜に炎症が及ぶと差し迫った便意を感じ，頻回の排便をする．
- **非感染性の下痢**：不消化物や冷たい飲食物の過度の摂取，不適切な経管栄養，下剤の過度の服用，抗癌剤の消化管への副作用，腹部への放射線治療，抗菌薬による菌交代現象，食物アレルギー，精神的な緊張，胃摘出手術後，開腹手術後，癌性腹膜炎による腸の癒着など．

所見・随伴症状

- 頻回の軟便・水様便がみられる．出血を伴えば，黒色便やタール便，血便，粘血便となる．しばしばガス発生，腹部痙攣，便意の切迫，悪心・嘔吐を伴う．
- 脱水症が起こり，電解質（Na，K，Mgなど）が血液中から失われる．大量の体液と電解質が失われると血圧が低下し，失神や不整脈などが生じる．幼児や高齢者，衰弱した患者，下痢が重症の人で特にリスクが高い．重炭酸塩も失われるためアシドーシスを伴う．

判断基準

- **問診**：以下の点につき，聞き取り調査が重要である．
①下痢の経過：いつから起こりどれくらい続いているか．②家族や他の人にも同じ症状があるか．③最近の海外旅行の経験．④腹痛，悪心・嘔吐，血便，粘液の有無，便の色．⑤悪化要因：ストレス，特定の食物摂取との関係．⑥手術，障害

MEMO

食中毒

- 食物由来の病気の多くは食中毒とよばれる．古典的には食中毒はブドウ球菌属が出すエンテロトキシン（腸毒素）で汚染された食物による中毒のことを指す．
- 古典的食中毒では，通常，原因食物の摂取後，2〜3時間で起こる．発生は，まず悪心が起こり，ついで嘔吐，腹部痙攣が起こる．下痢が伴う場合もある．そのほか，発熱と悪寒，脱力感，頭痛があげられる．一般的には1日以内で治る．
- **その他の原因**：細菌（サルモネラ菌，赤痢菌，大腸菌），ボツリヌス，貝類，キノコ類の中毒があげられる．

判断基準

の既往．⑦薬物摂取の既往．⑧嗜好：コーヒー，アルコール，タバコの摂取量．⑨特殊な食事療法など．

- 感染性下痢では，食物検査を行い，診断を確定する．
- 抗菌薬や抗癌剤などの化学療法中の下痢には特段の注意を払う．
- 下痢（時に血便），腹痛，発熱，体重減少などの症状がある場合はクローン病を考慮する．
- 頻回に便意，排便があり，粘液・血液混じりの下痢，腹痛などの症状があれば潰瘍性大腸炎を考慮する．
- 便秘と下痢が繰り返しある場合は大腸癌を考慮する．

対処方法

- 下痢の原因をつきとめ，それを除去する．

1.疾患が背景にない場合

- 安静にすれば通常は1〜2日で回復する．

2.下痢治療薬を用いる場合

- 市販薬にはカオリン-ペクチン，薬用炭，天然ケイ酸アルミニウムなどの吸着剤が含まれており，化学物質や毒素，感染性細菌などを吸着する．収斂剤*として，次硝酸ビスマス，タンニン酸アルブミンは，多くの下痢に有効である．整腸薬として腸内殺菌薬，乳酸菌，ビフィズス菌も用いられる．ロペラミド，コデイン，ジフェノキシレートなども使われている．
- 処方薬には，オピオイドと腸の筋肉弛緩薬がある．慢性便秘に用いるオオバコ種子やメチルセルロースなどの膨張性薬剤も慢性の下痢に効果がある．

3.重症の下痢により脱水症を起こしている場合

- 水分と塩類の点滴を行う．悪心・嘔吐がなければ，水分・糖類・塩類のバランスが取れた飲料が非常に効果的である．

---

* 収斂剤：皮膚粘膜組織の蛋白質と結合，沈殿して不溶性の被膜を形成させる．

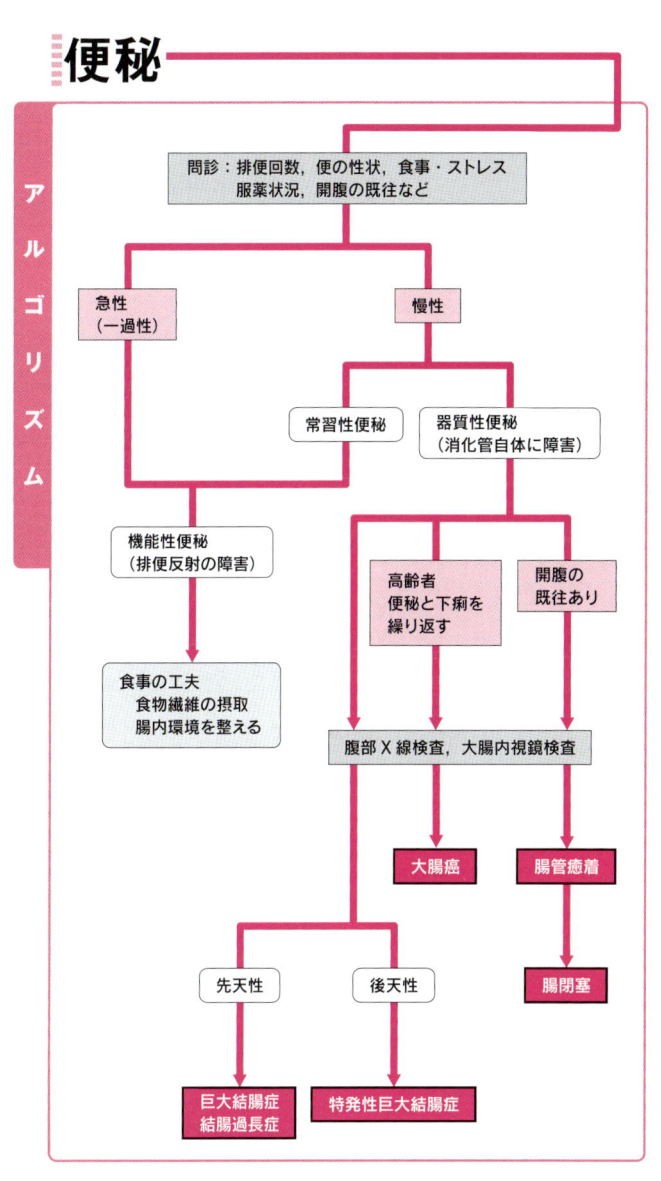

便秘

アルゴリズム

下痢／便秘

問診：排便回数，便の性状，食事・ストレス
服薬状況，開腹の既往など

- 急性（一過性）
- 慢性
  - 常習性便秘
  - 器質性便秘（消化管自体に障害）

機能性便秘（排便反射の障害）

→ 食事の工夫
食物繊維の摂取
腸内環境を整える

- 高齢者　便秘と下痢を繰り返す
- 開腹の既往あり

腹部X線検査，大腸内視鏡検査

- **大腸癌**
- **腸管癒着**
- **腸閉塞**

- 先天性 → **巨大結腸症　結腸過長症**
- 後天性 → **特発性巨大結腸症**

- 便秘とは,便の排泄が困難になっている状態の総称であり,さまざまな原因からなる.一般には,3〜4日間排便のない状態を便秘というが,単純に排便の回数では定義できない[*].
- 排便回数が少なく,排便前に腹部不快感や腹痛を伴い,便が硬くなって排便も容易に行われず,時には肛門痛などを伴う場合を便秘という.

発生機序

- 正常な排便は以下の2つの反射でコントロールされており,この反射が障害されることで便秘が起こる.

  ①**胃・大腸反射**:食物が胃に入ると胃・大腸反射で腸の蠕動運動が起こる.

  ②**直腸・結腸反射**:便は直腸に送り出されると便意をもよおし,かつ,蠕動運動で便を結腸から直腸へと送り込む.下腹部にいきみを入れ,肛門括約筋が弛緩し便が排出される.

- 食事を抜く(①の障害),食物繊維・水分の不足,排便を我慢する(②の障害)などの生活習慣が便秘を招く最大要因である.
- 便秘の原因別分類を**図1**に示す.

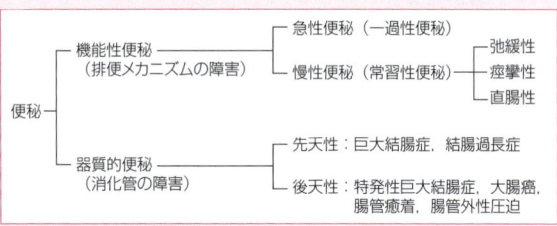

```
         ┌─ 機能性便秘    ┌─ 急性便秘(一過性便秘)        ┌─ 弛緩性
         │  (排便メカニズム│                              ├─ 痙攣性
便秘 ────┤   の障害)      └─ 慢性便秘(常習性便秘)────┴─ 直腸性
         │
         └─ 器質的便秘    ┌─ 先天性:巨大結腸症,結腸過長症
            (消化管の障害) └─ 後天性:特発性巨大結腸症,大腸癌,
                                     腸管癒着,腸管外性圧迫
```

■図1 便秘の原因別分類

■機能性便秘

- 食生活の変化や精神的要因などによって生じた**排便メカニズムの障害**による便秘を機能性便秘という.
  - **急性便秘**:食物繊維の摂取が少ない,便の水分が不足,身体的ストレス,寝たきりなどのため便滞留時間の長期化,薬剤の副作用などによって起こる.
  - **弛緩性便秘**:腹筋力の低下によって便の送出力が弱まり,腸の動きが低下することが主因.高齢者や内臓下垂の人,

---

[*] 1週間に数度の排便であっても,それを当人が「排便が困難である」と感じず,日常生活に支障がなければ便秘とはいわない.逆に,毎日排便があっても満足がいかないようであれば便秘といえる.

発生機序

便秘薬の常用者，妊娠経験者に多い．
- **痙攣性便秘**：ストレスや睡眠不足，下剤の乱用などにより，腸が過敏に反応し，痙攣した状態になって便の通りが悪くなって起こる．過敏性腸症候群の便秘型である．
- **直腸性便秘**：排便に適した場所がない，時間がないなどの理由で排便を我慢することを繰り返すうちに，便秘となったものをいう．直腸が鈍感になり，直腸内に便が貯留しているにもかかわらず便が出せない．

■**器質的便秘**

- **腸管自体に異常**があり，腸管の通過障害に伴って起こる便秘を器質的便秘という．
  - **巨大結腸症**：先天的に直腸壁のアウエルバッハ神経叢欠如ないし減少によって排便に必要な蠕動運動が起こりにくくなり，腸内に便やガスが停滞する．その結果，下部大腸の通過障害が起こって腸管が拡張し，口側に腸内容の貯留を起こして結腸が巨大化してしまう．一般に小児にみられる．下剤が効かないため，浣腸によって強制的に排便を行うが，進行するとそれでも排便が困難となる．
  - **結腸過長症**：先天的に結腸が過度に長いもので，S状結腸が長い場合が多く，移動性S状結腸過長症とよばれ，しばしば合併症として腸捻転がみられる．
  - **特発性巨大結腸症**：大腸全体の腸管の運動機能が低下し，収縮機能が弱くなり，便秘を繰り返していくうちに次第に重症化する．その結果，便は長く滞留し，大腸が硬く大きくなる．
  - **大腸癌**：大腸癌により大腸の内腔が狭くなって便秘となるもので，発見時には大多数が進行癌である．便秘と下痢の繰り返しが特徴で，便柱細小，血便，粘血便などに注意が必要である．
  - **腸管癒着**：開腹の既往があり，小腸・大腸の癒着によって生じる．

所見・随伴症状

- 弛緩性便秘が長く続くと腹部膨満・頭痛・肌荒れなどの不快な症状が現れる．激しい腹痛は伴わない．
- 痙攣性便秘では便意は非常に強いが，出ても兎糞状で，便は少なく残便感がある．腹痛を訴えることが特徴的で，特に食

発生機序

後によく痛む．しばしば便秘と下痢が交互にみられる．
- 直腸性便秘では糞便は硬固となり，断片状に排便し残便感を訴える．高齢者ではしばしば弛緩性便秘と合併して頑固な便秘となる．
- 特発性巨大結腸症による便秘は女性や高齢者に多く，便通は1週間に1度かそれ以下で，腹痛や腹部膨満感などを伴う．

判断基準

- **問診：開腹手術の既往，薬剤の服用既往**などを特に聞く．
- **便秘の原因薬剤**：抗コリン薬，制酸薬，モルヒネ，三環系抗うつ薬，抗パーキンソン薬，降圧薬，利尿薬，筋弛緩薬など．
- **高齢者**で**便秘傾向**という便通異常があれば，**大腸癌**の存在を疑う．大腸内視鏡検査を行って診断する．
- 特発性巨大結腸症の診断においては，直腸内の便の貯留を認め，直腸や結腸部の狭窄部位が欠如し，直腸の末端までも拡大しているのが特徴．

対処方法

- 通常，便秘は生命にかかわる問題ではないが，その原因として，大腸癌の存在があることを常に念頭に置いておく．
- 腸管癒着による便秘から腸閉塞に移行する場合があるので注意が必要である．

1. 腹筋の鍛錬，食事の工夫
- 腹筋を鍛えると同時に，食物繊維を多く摂ったり，善玉菌を増やしたりして腸内環境を整える．

2. 薬剤が原因の場合
- 薬剤の中止で軽快する（しかし，便秘をきたす薬剤の多くは継続投与を要し，常習性便秘となることが多い）．

3. 浣腸や便秘薬を使用して便秘を解消する場合
- 塩類下剤（硫酸マグネシウムなど）・膨張性下剤（バルコーゼ®など）・糖類下剤（ラクツロースなど）などの機械的下剤，アントラキノン系誘導体（アロエ，センナ，ダイオウなど）・ジフェノール誘導体（ピコスルファートナトリウム〈ラキソベロン®〉）などの刺激性下剤が用いられる．
- 直腸性便秘では，直腸に強い刺激を与え続けるとますます悪化する．ひどい場合には痔や大腸癌となる危険性がある．

4. 正しい排便習慣の取得
- 規則正しい食事の摂取，食後の排便の促しなどを行い，排便が習慣化するよう援助する．

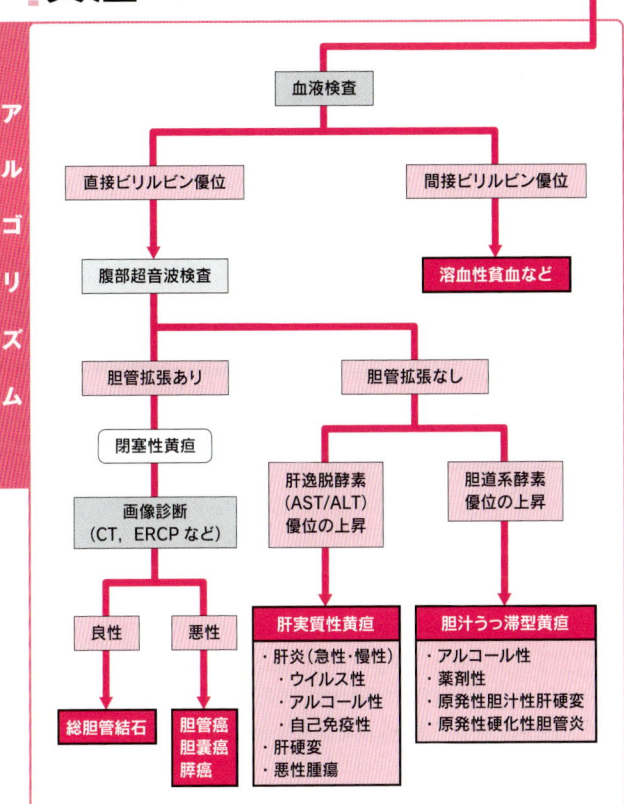

黄疸

アルゴリズム

```
血液検査
├── 直接ビリルビン優位
│   └── 腹部超音波検査
│       ├── 胆管拡張あり
│       │   └── 閉塞性黄疸
│       │       └── 画像診断（CT, ERCPなど）
│       │           ├── 良性 → 総胆管結石
│       │           └── 悪性 → 胆管癌／胆嚢癌／膵癌
│       └── 胆管拡張なし
│           ├── 肝逸脱酵素（AST/ALT）優位の上昇 → 肝実質性黄疸
│           └── 胆道系酵素優位の上昇 → 胆汁うっ滞型黄疸
└── 間接ビリルビン優位 → 溶血性貧血など
```

肝実質性黄疸
- 肝炎（急性・慢性）
- ウイルス性
- アルコール性
- 自己免疫性
- 肝硬変
- 悪性腫瘍

胆汁うっ滞型黄疸
- アルコール性
- 薬剤性
- 原発性胆汁性肝硬変
- 原発性硬化性胆管炎

便秘／黄疸

発生機序

- 黄疸とは血清中のビリルビンが増加した状態である．血清総ビリルビン値が **3.0～3.5mg/dL以上** になると眼瞼結膜に黄染が認められ（顕性黄疸），ついで皮膚の黄染へと進展する．
- 血清総ビリルビン値は間接（非抱合型）ビリルビンと直接（抱合型）ビリルビンの和であり，増加原因には以下が考えられる．
  - **間接ビリルビン増加**：赤血球崩壊亢進による生成過剰（血液疾患），肝細胞への取り込み障害・グルクロン酸抱合障害（体質性黄疸）

発生機序

- **直接ビリルビン増加**：肝実質の障害（肝炎，肝硬変，悪性腫瘍），胆汁うっ滞（アルコール・薬剤による毛細胆管の障害，原発性胆汁性肝硬変などによる小葉間胆管の破壊，悪性腫瘍・総胆管結石などによる肝外胆管の閉塞）

判断基準

- 問診がまず重要である．生ガキの摂取（A型急性肝炎），肝炎流行地への旅行や性行為（B型急性肝炎），腹痛や発熱（総胆管結石）・背部痛（膵癌）などはないか，また輸血歴やアルコール歴，肝疾患の家族歴についても聴取する．
- **血液検査**：間接ビリルビンと直接ビリルビン，どちらが優位かを調べる．間接ビリルビン優位の場合，溶血性貧血などの血液疾患を考える．直接ビリルビン優位の場合，引き続き腹部超音波検査を行い，胆管拡張の有無を検査する．
- **腹部超音波検査**：胆管拡張を伴う黄疸は，胆管の閉塞による疾患（総胆管結石，胆管癌，膵癌，胆嚢癌の胆管浸潤）を考える．胆管拡張がない場合，肝内の胆汁うっ滞による黄疸を考える．この際に肝逸脱酵素（AST/ALT）優位の上昇か，胆道系酵素優位の上昇かを評価し，さらなる鑑別診断の一助とする．

対処方法

- 臨床的に黄疸が認められる場合は，原因を問わず入院加療が原則である．

1. 閉塞性黄疸の場合

- 胆管炎では重症化すると短時間で死に至ることがある．胆汁のドレナージ（内視鏡的あるいは経皮経肝的）を速やかに行い，十分な補液と抗菌薬の投与を行う．

2. 胆管癌や膵癌による高度な黄疸の場合

- 根治手術に先立ち内視鏡的胆管ドレナージ（ENBDあるいはERBD，p.102参照）や経皮経肝的胆道ドレナージ（PTCDあるいはPTBD，p.108参照）を行う．

3. 肝内胆汁うっ滞の場合

- 安静と食事療法が基本である．経口摂取が十分でない場合は補液を行う．また肝細胞障害で進行性の場合，ステロイドを使用することがある．原因療法ではないが，時に血漿交換を行うことがある．

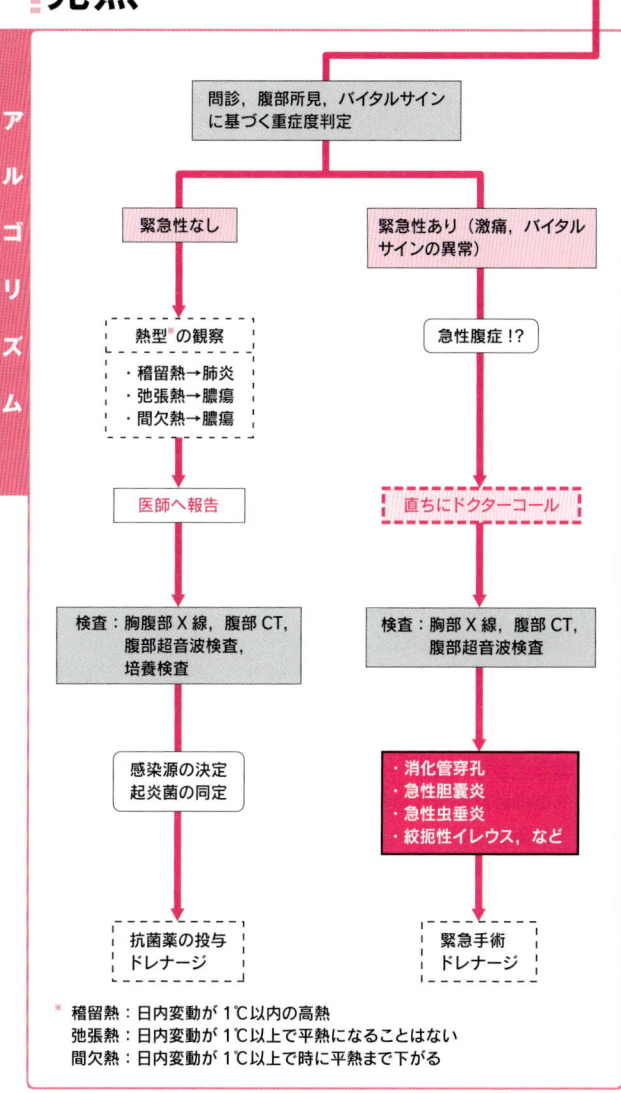

発熱

アルゴリズム

黄疸／発熱

```
問診，腹部所見，バイタルサイン
に基づく重症度判定
```

- 緊急性なし
  - 熱型※の観察
    - ・稽留熱→肺炎
    - ・弛張熱→膿瘍
    - ・間欠熱→膿瘍
  - 医師へ報告
  - 検査：胸腹部X線，腹部CT，腹部超音波検査，培養検査
  - 感染源の決定 起炎菌の同定
  - 抗菌薬の投与 ドレナージ

- 緊急性あり（激痛，バイタルサインの異常）
  - 急性腹症!?
  - 直ちにドクターコール
  - 検査：胸部X線，腹部CT，腹部超音波検査
  - ・消化管穿孔
  - ・急性胆嚢炎
  - ・急性虫垂炎
  - ・絞扼性イレウス，など
  - 緊急手術 ドレナージ

※ 稽留熱：日内変動が1℃以内の高熱
  弛張熱：日内変動が1℃以上で平熱になることはない
  間欠熱：日内変動が1℃以上で時に平熱まで下がる

発生機序

- 消化器疾患における発熱の原因は多くが細菌や真菌の感染による. そのほか, 貯留した組織や血液の分解産物による発熱や悪性腫瘍に伴う発熱などがある.
- 多くの発熱は上記の外因性発熱物質がサイトカインを介し, 視床下部の体温調節中枢に働いて生じる.

判断基準

- **問診**, **身体所見**, **血液検査所見**, **画像診断**による鑑別が重要である.
- 急性腹症(緊急手術を要する疾患)に伴う発熱を見逃さない. **既往歴**(開腹手術歴はないか?), **現病歴**(いつから発熱したのか? 腹痛があるか? その部位はどこか?)を聴取し, バイタルサインと腹部所見から緊急度・重症度を迅速に判断する必要がある.
- 感染症による発熱が最も多いため, 血液検査(白血球数増加, CRP上昇)と胸腹部X線検査, 腹部超音波検査, 腹部CTにより, 感染源を決定する. また各種培養検査により起炎菌の同定を行う.

対処方法

1. 急性腹症で緊急手術を要する場合
- 激しい腹痛を伴うもの, バイタルサインの異常をきたすものでは, 直ちにドクターコールする. 急性腹症で高熱を伴う患者では数時間で死に至ることがあり, 重症度の判断がきわめて重要である(p.31参照).

2. 細菌性ショックの場合
- DICの併発, 多臓器不全発生の危険性があり, 静脈の確保と気道確保(酸素投与), 場合によっては昇圧薬の使用が必要である.

3. 緊急性がない場合
- 熱型の観察を行う必要がある. よって原則として, 初診時に解熱薬は使用しない.

4. 感染症の場合
- 適切な抗菌薬の選択が必要である. まずは原疾患から推定される起炎菌に対して広域性抗菌薬を使用し, その後, 細菌学的検査の結果を待って使用すべき抗菌薬に変更する.

5. 排膿
- 画像上で膿瘍が同定できれば積極的に行う.

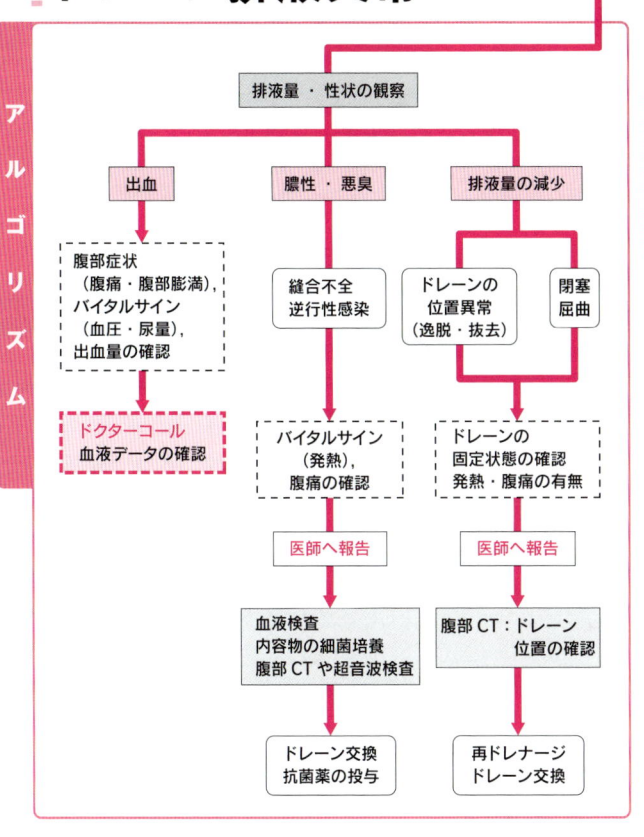

ドレーン排液異常

アルゴリズム

排液量・性状の観察

- **出血**
  - 腹部症状（腹痛・腹部膨満），バイタルサイン（血圧・尿量），出血量の確認
  - **ドクターコール　血液データの確認**

- **膿性・悪臭**
  - 縫合不全　逆行性感染
  - バイタルサイン（発熱），腹痛の確認
  - **医師へ報告**
  - 血液検査　内容物の細菌培養　腹部CTや超音波検査
  - **ドレーン交換　抗菌薬の投与**

- **排液量の減少**
  - ドレーンの位置異常（逸脱・抜去）／閉塞・屈曲
  - ドレーンの固定状態の確認　発熱・腹痛の有無
  - **医師へ報告**
  - 腹部CT：ドレーン位置の確認
  - **再ドレナージ　ドレーン交換**

発熱／ドレーン排液異常

発生機序

- ドレーンは①術後合併症を防止する，あるいは腹腔内の情報を知るために使用される**予防的ドレーン**と②腹腔内に貯留した血液や膿を排出するために用いる**治療的ドレーン**に大別される．
- ドレーンの排液異常は，**排液内容の異常**（膿性・血性）と**排液量の異常**（ドレーンの位置異常，ドレーンの閉塞や屈曲）に大別される．

判断基準

- **ドレーン排液量の減少**：ドレーンの固定（逸脱・抜去の有無）はいいか？ 屈曲はないか？ 閉塞（凝血塊など）していないか？ をまず確認する．腹腔内でのドレーン位置の確認には単純X線あるいはCTを用いるが，位置異常に伴う発熱や腹痛の有無のチェックも重要である．
- **ドレーンからの出血**：出血量が100mL/時以上では，再開腹・止血が必要になることが多い．バイタルサイン（血圧の低下，尿量の減少，冷汗）と腹部症状（腹痛・腹部膨満）を確認する．迅速なドクターコールとともに，血液検査を行い貧血の進行をチェックする．
- **ドレーン排液性状の異常**：膿性の排液，悪臭を伴う排液，明らかな胆汁の排出や，ドレーン周囲の皮膚に発赤を認めた場合，縫合不全やドレーンからの逆行性感染を考えねばならない．発熱・腹痛はないかを確認し，医師へ報告する．血液検査とドレーン排出物の培養を行い，画像検査（腹部CTや超音波検査）で腹腔内の状態を評価する．

対処方法

- 最も重要なことは，ドレーン排液量・性状・周囲の皮膚の状況を細かに観察することである．排出内容が異常と判断した場合は医師への報告を行い，一緒に内容の確認を行う．

1. 術後再出血時
- 24〜48時間以内に発生することが多い．100mL/時以上の出血があれば開腹止血を要する場合がある．バイタルサインの確認（血圧低下，尿量の減少，冷汗，頻脈）を行い，迅速に医師へ連絡して状況を報告する．血液検査で貧血の程度を評価する．

2. ドレーン固定の工夫，チューブの長さの調節
- 体動に伴うドレーンの位置異常（逸脱・抜去）をきたさないために配慮する．

3. 感染防止
- 開放ドレーンでは頻回に包帯交換を行ってドレーン刺入部の消毒を行い清潔を保つこと，また接続部の清潔にも留意する．排液バッグを刺入部より低い位置に保ち逆流を防止する．

4. 患者指導
- 消化器外科では患者に長期のドレーン留置を強いることも多い．ドレーン留置の必要性を十分に説明するなどの患者指導も欠かすことができない．

3 検査と看護のポイント

- 消化管内視鏡検査
- 消化管造影検査
- 腹部超音波検査
- CT検査
- MRI検査
- 血管造影検査
- ERCP
- EUS

消化管内視鏡検査

上部消化管内視鏡検査

目的
- 上部消化管（食道・胃・十二指腸）の診断．

適応
- **緊急例**：吐血，下血（黒色便）．
- **非緊急例**：上腹部症状の精査，胃癌のスクリーニング，患者の希望など．

禁忌
- 患者本人の検査拒否．
- 高度の心疾患や呼吸機能障害，その他の重篤な合併症のため，検査による危険性が有用性を上回る場合．

方法

1. 内服薬と食事
- **検査前日**：夕食と常用薬は20時までとし，それ以降は水やお茶以外は禁飲食とする．
- **当日**：水やお茶以外は禁飲食とし，中止できない薬剤（降圧薬や心疾患薬）は起床時に十分な水で服用させる（服用薬は主治医に確認）．
- 抗凝固薬の中止の有無をチェックする．

2. 検査前処置
① 胃粘膜表面の消泡と粘液除去のためにガスコン®水を飲用．
② 5〜10mLのキシロカイン®ビスカスをできるだけ口腔内の奥に含み，頸部を背屈させて5分間保持後，嚥下する．
③ 胃の蠕動運動や唾液，胃液分泌抑制のための鎮痙薬としてブスコパン®を筋注する．ブスコパン®が禁忌（虚血性心疾患，緑内障，前立腺肥大，不整脈など）の場合はグルカゴンを用いるが，リバウンドの一過性低血糖に注意する．
④ 検査台へ移動し，直前にキシロカイン®スプレーで咽頭麻酔を追加する
⑤ 必要に応じて鎮静薬を投与（セルシン®，オピスタン®など）するが，この場合には呼吸循環モニタリングを行う．

> **ココがポイント！** 検査前に内服薬（抗凝固薬の中止）や食事（絶食）の注意が守られているかを確認する！

方法

3. 検査後処置
- 咽頭麻酔がきれるまで禁飲食とする．
- 組織生検をした場合は，約1時間程度リカバリー室で休養をとる．
- 鎮静薬を投与した場合も十分に回復・覚醒するまでリカバリー室で休養する．

読み方

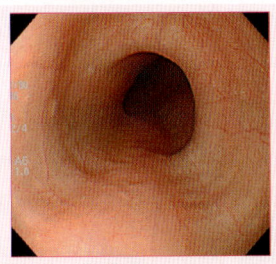

■図1　正常食道

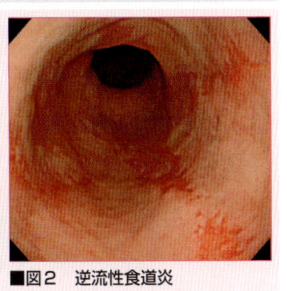

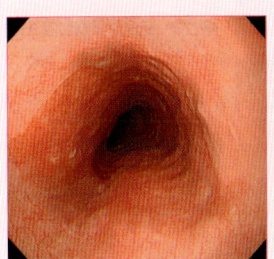

■図2　逆流性食道炎

■図3　食道表在癌（通常像）

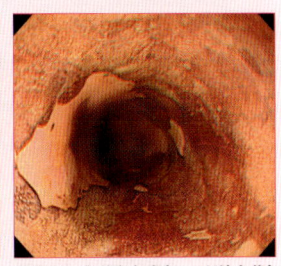

■図4　食道表在癌（ヨード染色像）

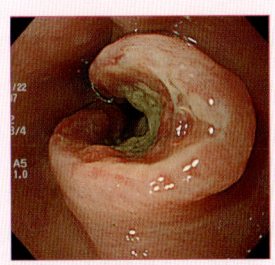

■図5　食道進行癌

消化管内視鏡検査

読み方

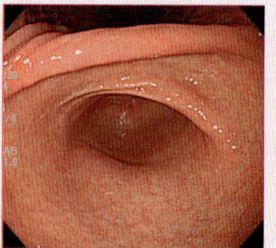

■図6 正常胃粘膜（前庭部）
■図7 胃体部大彎 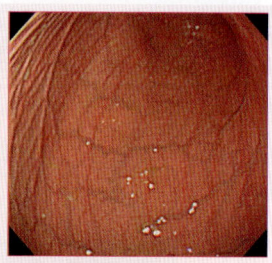
■図8 胃潰瘍（胃角小彎） 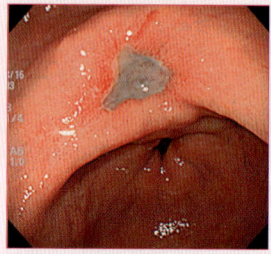
■図9 前庭部早期胃癌Ⅱc 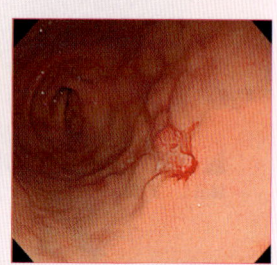
■図10 2型進行胃癌（胃角部） 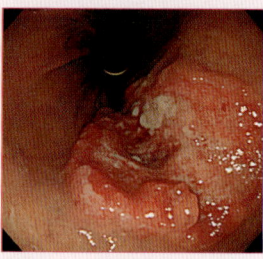

下部消化管内視鏡検査

目的
- 下部消化管（直腸，結腸，回腸末端）の診断．

適応
- **緊急例**：血便．
- **非緊急例**：排便や下腹部症状の精査，大腸癌スクリーニング

> **ココがポイント！** 必ず排便状況を確認しながら前処置を行い，通過障害による腸管穿孔に注意する！

目的 （便潜血陽性），患者の希望など．

禁忌

- 患者本人の検査拒否．
- 高度の心疾患や呼吸機能障害，その他の重篤な合併症のため，検査による危険性が有用性を上回る場合．
- 腸閉塞が疑われる場合は，下剤や内視鏡挿入によって腸管穿孔の危険がある．

方法

1. 内服薬・食事・鎮痙薬の投与

- 上部消化管内視鏡検査に準じる（p.60参照）．

2. 検査前処置

- 普段から便秘の場合，数日前から食事や下剤による便通をつけておく．
- **検査前日**：20時にラキソベロン®1本服用．
- **当日**：家を出るときにガスモチン®2錠服用．検査4時間前に来院し，排便状況を確認しながらニフレック®を2L服用（通過障害による腸管穿孔に注意する）．

消化管内視鏡検査

読み方

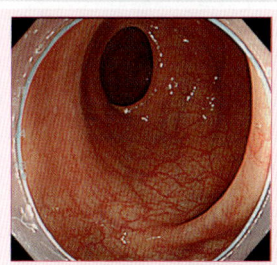

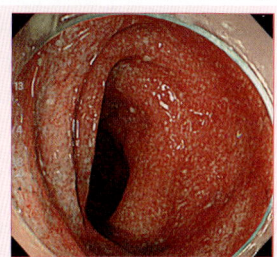

■図11 正常大腸（S状結腸）　　■図12 潰瘍性大腸炎（S状結腸）

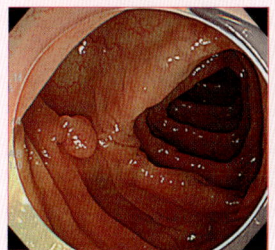

■図13 大腸ポリープ（腺腫）　　■図14 大腸癌（2型進行癌）

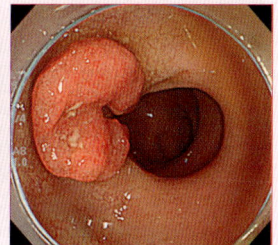

●消化管内視鏡検査の看護のポイント

検査前

- 検査の目的，内容，検査に伴う危険性（合併症）に関する医師からの十分な説明と同意，検査同意書が必要である．
- 前回の検査状況や検査に際しての希望（鎮静薬使用など）を把握する．不安を和らげながら，検査手順・準備に関するオリエンテーションを行う．
- **既往歴・常用薬剤の確認**：心疾患，前立腺肥大，緑内障の患者には，抗コリン薬（ブスコパン®）の使用は禁忌．抗凝固薬を服用している場合，医師に内服中止か否かと，中止期間を確認する．また，血液データから出血傾向の有無を把握しておく．内服の中断が難しい薬剤の服用に関して，医師の指示を確認する．キシロカイン®によるアレルギー，感染症の有無を確認する．
- **食事・飲水**：施設ごとの基準に準じて行う．
  - **上部消化管内視鏡検査**：検査前日20時以降絶食．これ以降は，水・お茶のみ飲水可能だが，当日朝からは飲水も止める．降圧薬などの中止できない薬剤（医師に確認）は，検査当日の起床時（6〜7時頃）に十分な水で服用する．
  - **下部消化管内視鏡検査**：検査前日は，腸管に残りやすいもの（海藻類，きのこ類，果物，野菜など）は避け，19〜20時以降は絶食とする．飲水は検査直前まで可能だが，牛乳・乳製品や固形物の入った飲みもの，コーヒーは避ける．
- 飲食物の制限に伴い，経口血糖降下薬やインスリンを使用している場合は，医師の指示を確認する．
- **腸管内洗浄**：下部消化管内視鏡で実施．施設により前処置方法は異なる．一般に，検査前日夜に下剤を内服し，検査2〜4時間前より下剤や経口腸管洗浄剤の内服や浣腸を行う．患者から排便状況を報告してもらうが，最終的な便を目視し，検査可能か否か判断する．洗浄が不十分な際は，医師に報告し，追加処置を確認する．経口腸管洗浄剤は，腸管内圧が上昇するため，腸管狭窄や腸閉塞の疑いがある場合は使用禁忌．腹痛や悪心・嘔吐が出現したときは，服用を中止し医師に報告する．

検査中

- **検査中の緊張・苦痛の緩和**：安楽な体位の調整，検査の進行状況の説明，声かけ，タッチングなどを行う．

検査中・後

- **緊急時への準備**：キシロカインショックなどに対応できるよう，心電図モニター，パルスオキシメータ，救急カートを準備しておく．

【検査後の注意点】

- 上部消化管内視鏡検査では，咽頭麻酔の効果持続時間を踏まえ，検査後約1時間は飲食を禁じる．うがいは上を向かずに，すすぐだけにする．
- 鎮痙薬の影響で，一時的（2〜3時間）に口渇，動悸，目のかすみなどが生じる可能性があるため，車の運転は控える．また，尿閉となり，ときに治療が必要となることもある．
- 生検・ポリープ切除を行った場合，検査後30分〜1時間は安静とする．飲食物は刺激物やアルコール類を避け，消化の良いものにする．上部消化管内視鏡検査では腹痛や吐血，下部消化管内視鏡検査では腹痛や黒色便などがみられたら，医療機関に連絡する．検査後1〜2週間は，激しい運動や遠方への旅行は避ける．
- 鎮静薬を使用した場合は，作用が消失するまで安静にし，十分覚醒してから帰宅する．

消化管内視鏡検査

消化管造影検査

- X線は人体を透過する．X線像は透過したX線による人体の影絵である．
- 消化管の診断を目的にしたときは，X線像にコントラストをつけるための造影剤を使用する必要がある．
- 消化管造影検査で用いる造影剤は，主に硫酸バリウムである．さらに，コントラストを良くするために空気を加える．
- 造影剤を使い，消化管の特に粘膜の異常をX線像に描き出して疾患の診断をするのが，消化管造影検査である．
- 食道，胃，小腸，大腸の消化管すべてが検査の対象になるが，検査件数の多い上部消化管造影検査（食道，胃，十二指腸球部）と下部消化管造影検査（大腸）について記載する．

上部消化管造影検査

| 目的 | ● 食道から十二指腸球部までの消化管の，位置・形態の異常，狭窄や拡張の有無，粘膜面の病変を診断する． |

禁忌
- 消化管の穿孔，閉塞が疑われる場合にはバリウムを用いた検査を行ってはならない．急性消化管出血があるとき，体位変換のできない患者は検査の適応ではない．他のX線検査と同様，妊娠中または妊娠を疑われる症例も検査は行えない．

| 方法 | ● **前処置**：消化管内部に食物が残っていると良質のX線像が得られない．そのため，検査前日21時以降の飲食は禁止する．
● **鎮痙薬の投与**：検査10分前に鎮痙薬を筋注する．これは消化管の蠕動運動を抑えること，消化液の分泌を抑制することが目的である．
● **検査の手順**：X線テレビ透視撮影装置を使用する．発泡剤を飲ませて胃を膨らませた後，硫酸バリウム懸濁液を飲ませる．モニター画面で観察しながら，食道，胃，十二指腸球部の順に撮影を行う． |

> **ココが ポイント！** 消化管造影検査では，消化管内をキレイにしておくための前処置が大切である！

読み方

- 上部消化管造影検査でわかる主な病態を**表1**に示す．
- **X線像（図1～3）**：充満像，二重造影像，圧迫像の3つがある．このうち，消化管粘膜の微細な変化を描出できる二重造影像が最も重要である．良好な二重造影像を得るには，バリウムと空気の量が適当であるとともに，患者に十分に体位変換させてバリウムを粘膜に付着させることが必要である．

■表1　上部消化管造影検査でわかる主な病態

食道	位置・形態の異常	圧迫や牽引による偏位，憩室，アカラシア
	粘膜面の異常	食道潰瘍，食道癌
	その他	粘膜下腫瘍，静脈瘤
胃・十二指腸球部	位置・形態の異常	軸捻転，食道裂孔ヘルニア，胃・十二指腸憩室
	粘膜面の異常	胃・十二指腸潰瘍，胃ポリープ，胃炎，胃癌
	その他	粘膜下腫瘍

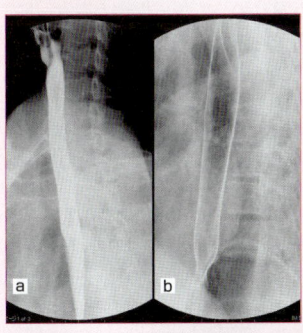

■図1　上部消化管造影（食道）
a：頸部～胸部上部食道の充満像．b：胸部上部食道～噴門の二重造影像．

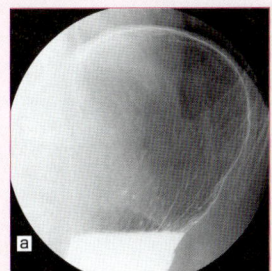

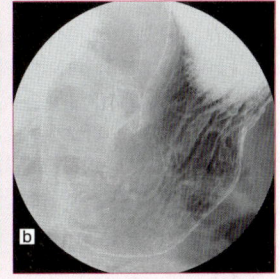

■図2　上部消化管造影
a：胃穹窿部の二重造影像．b：胃体部～十二指腸球部の二重造影像．

読み方

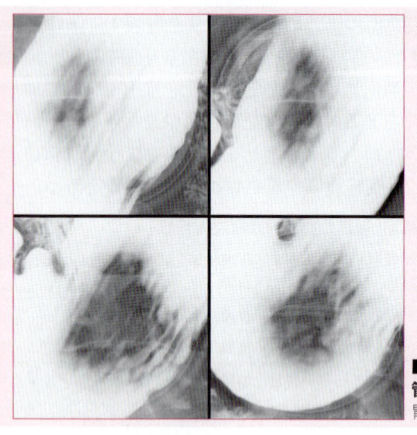

■図3 上部消化管造影（胃）
胃体部の圧迫像.

■下部消化管造影検査

目的
- 大腸（盲腸，結腸，直腸）の，位置・形態の異常，狭窄や拡張の有無，粘膜面の病変を診断する．

禁忌
- 大腸の穿孔が疑われる場合にはバリウムを用いた検査を行ってはならない．急性消化管出血があるとき，体位変換のできない患者は検査の適応ではない．他のX線検査と同様，妊娠中または妊娠を疑われる症例も検査は行えない．

方法
- **前処置**：大腸内に食物残渣のない状態で検査する必要がある．準備は検査前日の朝から行う．前日の食事は低残渣食（繊維と脂肪の少ない食品）のみとする．水分は十分に摂取させ，下剤を投与して大腸内容を排泄させる．検査当日は水分のみとし，固形物の摂取は禁止する．
- **鎮痙薬の投与**：検査10分前に鎮痙薬を筋注する．
- **検査の手順**：X線テレビ透視撮影装置を使用する．肛門に挿入したチューブから硫酸バリウム懸濁液を注入し，体位変換によってバリウムを盲腸まで逆行させる．その後，空気を注入して大腸を膨らませ，モニター画面で観察しながら撮影を行う．

読み方
- 下部消化管造影検査でわかる主な病態を**表2**に示す．
- **X線像（図4）**：下部消化管造影検査では二重造影像が中心

読み方

となる．直腸から盲腸までの各部位において，少なくとも2方向からの二重造影像が得られていることが望ましい．

■表2　下部消化管造影検査でわかる主な病態

大腸	位置・形態の異常	総腸間膜症，結腸過長症，大腸憩室
	粘膜面の異常	大腸ポリープ，潰瘍性大腸炎やクローン病など炎症性疾患，大腸癌

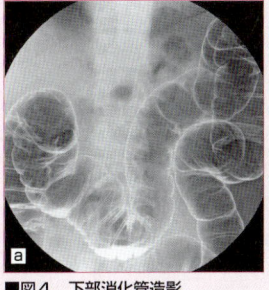

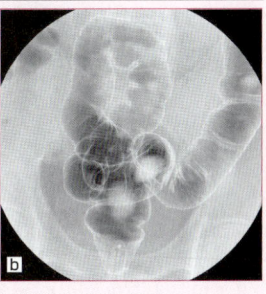

■図4　下部消化管造影
a：横行結腸を中心に，上行結腸と下行結腸の一部の二重造影像．
b：下行結腸から直腸の二重造影像．

消化管造影検査

MEMO

消化管各部名称のおさらい

■食道

- 胸骨上縁
- 頸部食道
- 気管分岐
- 胸部上部食道
- 胸部中部食道
- 横隔膜
- 胸部下部食道
- 腹部食道
- 噴門

■胃

- 噴門
- 十二指腸球部
- 幽門
- 胃角
- 前庭部
- 穹窿部
- 小彎
- 胃体部
- 大彎
- 胃角部

■大腸

- 肝彎曲
- 横行結腸
- 脾彎曲
- 上行結腸
- 回腸
- 下行結腸
- 盲腸
- 虫垂
- S状結腸
- 直腸
- 肛門

●消化管造影検査の看護のポイント

検査前

- 医師による十分な説明を行い,検査の同意を得る.
- 検査の流れや所要時間を説明し,検査に関する不安を和らげるようにする.
- **既往歴・常用薬の確認**:心臓病,緑内障,前立腺肥大がある場合,前投薬の抗コリン薬(ブスコパン®)は使用禁忌.病状に影響する薬剤を服用している場合,内服を継続するか否か医師の指示を確認する.
- **食事・飲水**:施設ごとの基準に従い実施する.一般に,検査前日の夕食後(21時以降)は絶食とし,その後は飲水のみ可能であるが,当日朝からは飲水も止める.脱水が予測されるような場合は,脱水予防法の検討,食事制限に伴い,インスリンや経口血糖降下薬を使用している場合は,指示の変更・中止に関する医師の指示を確認する.

検査中・後

- 抗コリン薬が用いられる場合,一時的に口渇,排尿困難などの症状が出現することがある.一時的(1~2時間で治まる)であること,検査後の車の運転は危険であることを説明する.
- バリウム・発泡剤を一気に飲んでもらう.二重造影のため発泡剤を使用する場合は,げっぷを出さぬよう説明する.
- 体位をさまざまに変えるため,指示に従ってもらうよう協力を仰ぐ.難聴や麻痺があるときは,介助を行う.体力低下がある場合は,立位時の転倒を予防できるようにする.
- **検査後の排便**:検査終了直後,バリウムの排泄を促すため,処方された下剤をコップ1杯以上の水で内服してもらう.バリウムにより白色便が出ること,便秘の予防のためには水分をできるだけ多めに摂ったほうがよいことを説明する.バリウム便から普通便に戻ったことを確認するよう伝え,検査後24時間経っても白色便が出ないときや,2~3日経っても白色便のままの場合は,医療者への連絡・相談および受診をするよう説明する.

腹部超音波検査

- 腹部US（ultrasonography），腹部エコーともよばれる．

目的
- 肝臓や胆道，膵臓，腎臓など，実質臓器の病変の描出・診断．
- カラードプラ機能を用いた血管や腫瘍などの血流情報の取得．
- 超音波映像下での目標物への的確な穿刺．肝膿瘍や胆管・胆嚢の穿刺ドレナージ，肝臓癌のラジオ波凝固・エタノール注入など，高度な診断・治療的手技が可能となる（p.109参照）．

適応
- **癌のスクリーニング**：肝癌，膵癌，胆嚢癌など．
- **消化器癌手術**：術前（転移）・術後（再発）のチェック．
- **黄疸の鑑別**：閉塞性黄疸か，肝内胆汁うっ滞か．
- **急性腹症**：胆嚢炎，膵炎など．
- **消化管病変の診断**：腸閉塞，急性虫垂炎，大腸憩室炎など．
- 腹水・胸水の有無．
- 腹腔穿刺のガイド．
- その他：腹部臓器のスクリーニング．

原理・特徴
- **原理**：生体内に入射した超音波の反射波で画像を作成・表示する．「魚群探知機」をコンパクトにして生体に応用したものと考えるとわかりやすい．
- 無害で非侵襲的．つまり，「痛くない，つらくない」検査．特に禁忌はなく，妊婦検診にも用いられる．
- 前処置が不要であり，ベッドサイド，外来，検査室など，いつでもどこでも検査できる．装置には，検査室に据え置かれる大型のもの（図1）からポータブルな小型の機器まで，さまざまな大きさがある．

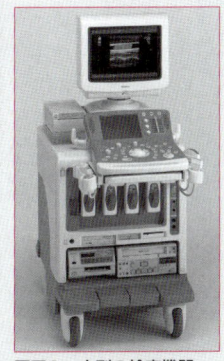

■図1 **大型の検査機器（ALOKA社製）**
腹部のみならず心臓，体表臓器の検査も可能．

> **ココがポイント！** 検査時に体位変換の邪魔になるため，なるべく点滴はなしとする！

方法

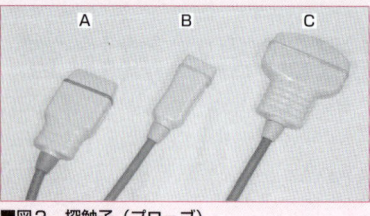

- 超音波の伝搬をよくするためエコーゼリーを塗り、探触子（プローブ、**図2**）を体表にあて、断層画像（Bモード画像）を得る.

■**図2 探触子（プローブ）**
A：リニア型、B：セクタ型、C：コンベックス型.
腹部超音波検査ではCのものがよく使われる.

- CT、MRIでは身体の横断像の全体像が得られるが、腹部超音波検査では深さ方向に約15cmの扇型（コンベックス型探触子）、長方形（リニア型探触子）などの断層画像が得られる.

|注意|
- 原則として、早朝空腹時に施行.
- ゼリーを塗るため、上半身は裸で術衣を着用、下半身はズボン、スカートを腰骨あたりまで下げてもらう.

読み方

- 体軸を横断する像（横断像）では、被検者の足側から見た像が表示され（CTも同様）、体軸に沿う像（縦断像）では、頭側が画像の左側に表示される.
- 画像の最上部に腹壁および探触子の皮膚への接触面が、下部方向に生体内の断層画像が表示される（**図3**）.

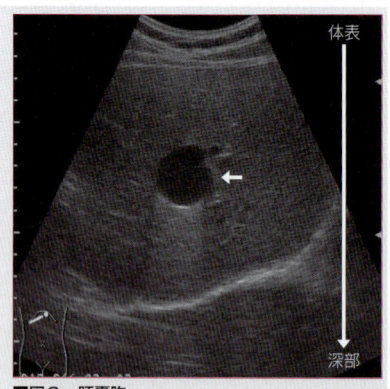

■**図3 肝嚢胞**
扇形の画像. 左側の目盛りは1cm. 嚢胞内部（矢印）は音が透過するので黒くなる.

- 生体内で音波が透過しないもの（結石や骨など）は反射し、画面に白い像として表示される. 液体などの音波が透過するものは反射が乏しく、黒い像となる（**図3**）.
- 結石や骨など、表面で強い反射が起こる場合、それより奥には音波が到達せず、深部方向は黒く表示される（音響陰影、

読み方

図4).
- リアルタイムに得られる連続した断層像から特徴的な像を見出し,腹部の各臓器において,形態異常,炎症,腫瘍,結石,液体貯留などの異常が診断できる.

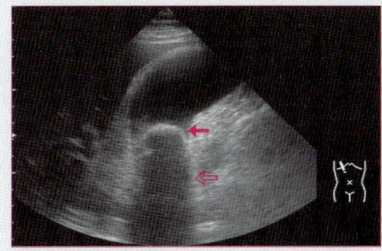

■図4 胆石・胆嚢炎
胆石(←).結石で音波が反射されるため,結石より深部は像を結ばない(⇐:音響陰影).胆嚢壁の層状の肥厚もみられる.

●腹部超音波検査の看護のポイント

検査前

- 医師による検査の目的・方法の説明を行い,同意を得る.
- 検査の手順を説明する.苦痛や危険はないこと,ただし,医師の指示により呼吸の調整(大きく吸う,吐く,止める)や,姿勢を変更する必要があることを伝え,協力を仰ぐ.
- **食事・飲水**:施設ごとの基準に準じて行う.一般的に,午前中の検査は,前日21時以降は絶食とし,午後の検査は,朝食は軽く摂り,以降は絶食とする(少なくとも検査前5~6時間以上は絶食).飲水は,水やお茶などであれば影響はそれほどないが,炭酸系飲料(ガスの影響がある),牛乳など脂肪を含む飲みもの(脂肪は胆嚢の収縮を起こす)は禁じる.
- 食事制限に伴い,経口血糖降下薬やインスリンを使用している場合は,あらかじめ医師の指示を確認する.そのほかの内服薬に関しては,基本的には継続となるが,医師の指示を確認する.
- ガスやバリウムの影響を受けるため,同日に消化管造影検査や消化器内視鏡検査がある場合は,必ず超音波検査を先に行う.また,バリウムの残存により検査が十分に行えないことがあるため,消化管造影検査後は数日間はあけて実施する.
- 消化管にガスが貯留している場合や便秘の場合は,下剤により排便の調整を行うこともある.

検査後

- ゼリーをふきとり,着衣を整える.
- 検査後は,すぐに飲食可能.

腹部超音波検査

CT検査

- CTは，**c**omputed **t**omography（コンピュータ断層撮影法）の略である．
- X線を用いた画像検査法の一つである．X線像と違って人体の断面像が得られる．
- 水平断面像（体軸に垂直な断面）が基本であるが，最近では，冠状断面像や矢状断面像も水平断面像とほぼ同じ解像度で得られるようになった．
- X線発生装置とX線検出器を人体の周囲に回転させるような大がかりな装置を使用し，データをコンピュータ解析して画像を作製する．

目的

- 腹部にあるすべての臓器が検査の対象になる．ただし消化管の病態は内視鏡検査やバリウムを用いた造影検査のほうが高い精度で診断できる．肝，胆，膵の疾患や，消化管以外では腎，副腎，脾，大血管の疾患がCT検査の適応である．
- CT検査では造影剤は特に必要でない．しかし症例によっては，造影剤として水溶性有機ヨード剤（以下，ヨード造影剤）を用いる．陽性造影剤（X線を透過しにくい）の一種であり，末梢静脈から投与する．
- ヨード造影剤は，腎から尿として排泄される．

禁忌

- 他のX線検査と同様，妊娠中または妊娠を疑われる症例は検査できない．これ以外でCT検査自体の禁忌はほとんどない．
- ヨード造影剤を使用する場合，ショックや急性腎不全などを生じる危険があるため，以下の例には適応しない．
  - ヨード造影剤に対するアレルギーをもっている例．
  - 気管支喘息をもっている例．
  - 腎機能が低下している例．

読み方

人体組織のX線吸収度を数値（CT値）で表せる点に特徴がある．CT値は空気を-1000，水を0とした相対的な値である．CT画像はこの数値を白黒の濃淡に変えて表示したものであり，X線吸収度の高い（CT値の大きい）ものを白く，

> **これはダメ！** ヨードアレルギー，気管支喘息，腎機能低下があるときは，ヨード造影剤は使用できない！

読み方

X線吸収度の低い（CT値の小さい）ものを黒く表す（**表1**）．

■表1　人体の各組織のCT値

	CT値（H.U.）	CT画像
骨	250〜	白
肝など実質臓器	20〜70	↓
血液	40前後	
水	0	
脂肪組織	−80前後	
空気	−1000	黒

- 上腹部の正常CT画像を**図1**に示す．
- 造影剤の入った組織はX線吸収度が高くなる（CT値が上昇する）ので，より白っぽく写し出される（**図1c，2**）．
- CT検査でわかる主な病態を**表2**に示す．

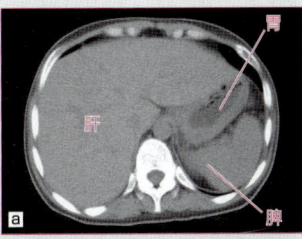

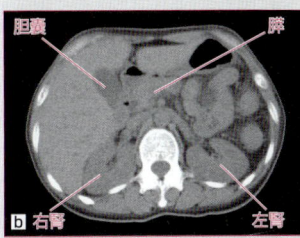

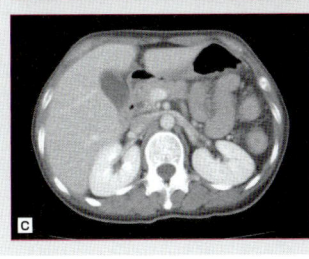

■図1　上腹部の水平断面像
a：骨は白く，空気は黒く，水や軟部組織は中間の濃度で表される．
b：aから5cm尾側の水平断面像．
c：bと同じ断面の造影後の画像．血管の内部や臓器など，造影剤の入った組織はX線吸収度が高くなり，造影前より白っぽく写し出されている．

読み方

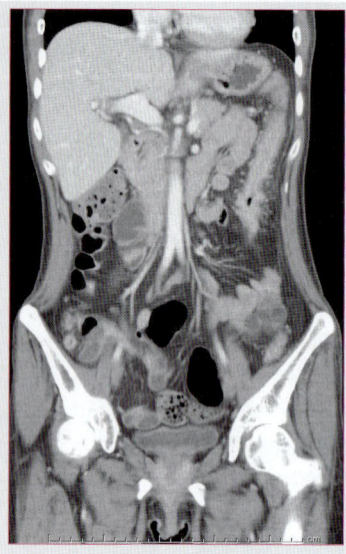

■図2 腹部の冠状断面像（造影後）

■表2 CT検査でわかる主な病態

肝	形態の異常	肝硬変
	濃度の異常	脂肪肝
	占拠性病変	肝腫瘍（原発性，転移性），肝囊胞，肝膿瘍
胆道系	形態の異常	胆囊炎，胆囊腫瘍
	内腔の異常	胆囊結石，胆管結石
	その他	胆管拡張（胆汁うっ滞，先天性）
膵	形態の異常	膵炎（急性，慢性）
	濃度の異常	脂肪沈着
	占拠性病変	膵腫瘍，膵囊胞
	その他	膵石，膵管拡張
脾	形態の異常	脾腫
	占拠性病変	脾腫瘍
消化管*	粘膜下腫瘍，腸管拡張（腸閉塞〈イレウス〉）	
その他	腹水，気腹，リンパ節腫大	

＊胃潰瘍や胃癌などの粘膜病変は，CTでは描出されないことが多い．

● CT 検査の看護のポイント

検査前

- 医師による検査の説明を行い,検査の同意を得る.造影剤を使用する場合は,医師による問診,造影剤による危険性についての十分な説明のうえで同意および同意書を得る.
- **造影剤を使用する場合**:造影剤やヨードによる過敏症の既往,そのほか,喘息などのアレルギー疾患の有無,腎機能障害がないことを確認する.
- **食事・飲水**:施設の基準に応じて行う.一般に午前中の検査であれば,検査前日21時以降は絶食とし,午後の検査であれば,朝食後検査が終了するまで絶食とする.飲水に関しては,制限しないか,または制限する場合でも検査3時間前からでよい(飲水の制限に伴い,常用薬の内服時間を調整する).食事の制限に伴い,インスリンや経口血糖降下薬を使用している場合は,医師の指示を確認する.
- バリウムが腸内に残っていると正しい診断ができないため,数日間前に消化管造影剤使用の検査を受けていないことを確認する.
- **撮影時の注意点の説明**:撮影時,指示に従い呼吸を数秒間止め,できる限り静止する必要があることを説明し,協力を仰ぐ.子どもなどには,鎮静薬を処方することもある.

検査中・後

- 麻痺や難聴があれば,検査中に介助を行う.体位の調整や安全の確保に努める.
- **造影剤による過敏反応(表1)**:適切な対応ができるよう救急物品(p.81のMEMO参照)を準備し,観察を行う.投与開始後15分以内に生じることが多い.遅発性(造影剤投与数日〜1週間後)に出現する場合もあるが,多くは一過性でかつ軽度の症状である.症状が出現した場合は,病院に連絡するよう説明しておく.

■表1 造影剤による過敏反応

軽度	悪心,軽い嘔吐,かゆみ,熱感,軽い蕁麻疹・発疹・発赤,発汗,くしゃみ,咳嗽,頭痛,眩暈,口渇,あくび,心悸亢進など
中等度	激しい嘔吐,失神,声門浮腫,呼吸困難,不整脈など
重症	ショック,血圧低下,意識消失など

- **造影剤の漏出**:すぐに注入を中止し,吸引しながら抜針する.必要時,冷罨法を施し,皮膚科への受診を勧める.
- 検査後,造影剤の排泄のため,多めの水分摂取を促す.

MRI検査

- MRIは，magnetic resonance imaging（磁気共鳴画像法）の略である．
- 人体の断面像をもとに疾患の診断を行う画像検査法の一つである．水平断面像のみならず，冠状断面や矢状断面など任意の断面像が得られる．
- CT検査と異なりX線は使用しない．強い磁力と高周波を組み合わせ，コンピュータを利用して体内の水素原子核の分布や状態を画像として描き出している．装置はCTに比べてさらに大がかりである．放射線被曝の心配はないが，高い磁場についての注意が必要である（後述）．

目的
- CT検査と同じく，腹部にあるすべての臓器が検査の対象になる．一般にMRIよりCT画像のほうが鮮明で，CT検査以上の情報が得られるとは限らない．
- MRCP（MR-cholangiopancreatography）はMRIを利用した特殊な検査であり，胆管，膵管の画像が得られる．ERCP（p.86参照）と比べて，造影剤が不要で，低侵襲という利点があり，活用されている．
- MRI検査では造影剤は特に必要でない．しかし造影剤としてガドリニウム（Gd）製剤が用意されており，症例によっては使用されることがある．Gd製剤は末梢静脈から投与され，腎から尿として排泄される．

禁忌と注意点
- MRIは装置のみならず検査室全体に強い磁場が発生している．そのため，検査にあたっては特別な注意が必要である．

【高磁場に対する患者側の注意点】
- 心臓ペースメーカー装着者は，ペースメーカーの故障や誤作動を起こす危険があるため，入室してはならない．
- 動脈瘤クリップなどの体内金属は，磁場による金属の移動や熱発生などの危険があるとされていた．最近は非磁性体の材質が多く使われているので問題は少ないが，素材を確認して

> **これはダメ！** 心臓ペースメーカー装着者はMRI検査を行ってはいけない！

目的

おくことが望ましい.
- 義歯やヘアピン,アクセサリーなどは入室前にはずしておく.
- 輸液ポンプ,補聴器,時計,磁気カードなどの機器は,磁気で破損することがあるので検査室に持ち込まない.

【高磁場に対する医療スタッフ側の注意点】
- 聴診器,はさみ,ペンなどの金属類は,磁力でMRI装置に引きつけられる危険がある.また時計,磁気カードなどの機器は,磁気で壊れる可能性がある.そのため,これらのものは検査室に持ち込まない.
- 患者の搬送に際して,点滴台,車椅子,ストレッチャーはMRI検査室用のものに交換してから入室する.酸素ボンベは絶対に検査室に入れない.

【その他の注意点】
- MRI検査では,患者は細長い筒型の装置に入って検査を受ける.CT検査と比べて圧迫感が強い.そのため,閉所恐怖症があれば,検査を行えないことがある.
- 以下の例ではMRI用造影剤(Gd製剤)の使用は禁忌である.
  - Gd製剤に対するアレルギーのある患者.
  - 気管支喘息の患者. ● 腎機能が低下している患者.

読み方

- 人体の断面像であるので,解剖学的な構造はCTと同じように描出される.
- CTと同様,画像は白黒の濃淡で表される.しかしT1強調画像,T2強調画像,脂肪抑制画像など多くの種類の画像があり,白黒の表すものは画像によって異なる.
- 上腹部の正常MRI画像を**図1,2**に示す.

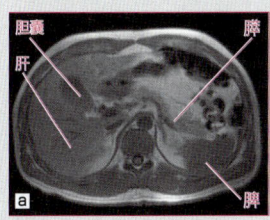

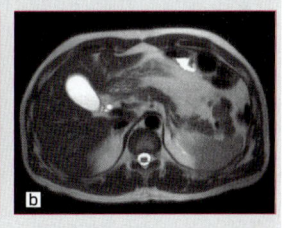

■図1 上腹部の水平断面像
a:T1強調画像,b:T2強調画像(T1強調画像と異なり,胆嚢や脊柱管の水が白く写し出される).

読み方

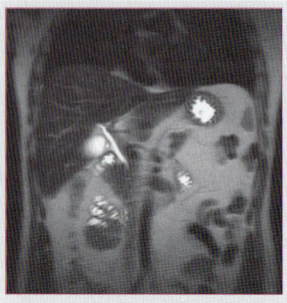

■図2　上腹部の冠状断面像（T2強調画像）

- MRCPでは胆管，胆嚢，膵管の内腔が白く写し出される（図3）．その拡張，狭窄，途絶，欠損像などの所見により，膵・胆道系疾患の診断を行う．ただし，MRCPでは同時に消化管や腎盂，尿管が白く写るので，診断には注意が必要である．

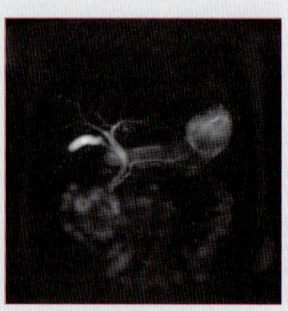

■図3　MRCP
肝内外の胆管，胆嚢内腔，膵管のみが白く写し出されている．淡く写っているのは消化管である．

● MRI検査の看護のポイント

検査前

- 検査の目的，方法に関して医師による問診と十分な説明を行い，検査実施の同意と同意書を得る．
- 検査の手順，所要時間（約20〜30分），当日の準備について説明し，不安を和らげる．また，MRI検査の可否にかかわる金属類（心臓ペースメーカー，人工内耳，一部脳動脈瘤のクリップまたはコイル，入れ墨など）や閉所恐怖症はないかどうかを必ず確認する．
- 造影検査を行う場合，過敏症の既往やアレルギー疾患，腎機能に問題がないことを確認する．
- **食事・飲水**：施設の基準に従い実施する．一般的に，午前中

検査前

の検査の場合は前日21時以降絶食，午後の検査の場合は，朝食後は絶食とする．飲水は制限しない．食事制限に伴い，インスリンや経口血糖降下薬を使用している場合は，医師の指示を確認する．

- **検査直前に検査に影響する所持品を取りはずしてもらう**：時計，眼鏡・カラーコンタクト，アイライン，マスカラ，義歯，補聴器，ヘアピン，アクセサリー類，磁気カード，金属つき衣類，湿布，使い捨てカイロ，エレキバン®，貼付薬など．
- 子どもの場合は事前に鎮静薬を投与することがあるため，医師の指示を確認する．
- **撮影時の注意点の説明**
  - できる限り撮影の間は静止すること，呼吸を数秒間止める必要があることを説明し，協力を仰ぐ．
  - 検査中，気分不快や伝えたいことがある場合には，声を出すように説明しておく．

検査中・後

磁場は24時間にわたって発生していることを理解し，はさみやヘアピン，微量輸液ポンプ，酸素ボンベなどを持ち込まないよう注意する．ストレッチャー，車椅子，点滴スタンドは，磁性体金属を使用していないMRI室専用のものを使用する．

- **急変時の対応**：救急物品（以下のMEMO参照）を準備しておき，必ず患者を検査室から退出させてから処置を行う．
- **造影剤の過敏反応**：CT検査の項（p.77）参照．
- 造影剤の使用後は，排泄を促すため，水分を多めに摂るよう説明する．

MEMO

救急物品一覧（施設の基準に従うが一般的には以下の物品）

- バッグバルブマスク
- 気管挿管セット
- エアウェイ
- 酸素吸入用物品（カニューレ，高濃度酸素マスクなど）
- 吸引物品
- 血管確保物品（留置針，輸液セットなど）
- 薬剤（アドレナリン注射薬，カテコラミン製剤，ステロイド，電解質製剤など）

血管造影検査

- 血管に挿入したカテーテルから陽性造影剤を注入し，X線撮影を行って血管のX線像を得る検査である．造影剤はCT検査と同じ水溶性有機ヨード剤（以下，ヨード造影剤）を用いる．
- X線透視，連続撮影の行える専用の装置（血管造影装置）を使用する．造影剤注入後の画像から注入前の画像を引き算し，血管像のみが得られる撮影法（**d**igital **s**ubtraction **a**ngiography；DSA）が一般的である．
- CT，MRI検査などに比べてはるかに侵襲度の高い画像検査であり，安易に行うべきではない．

目的

- 消化器の領域では，肝，胆道系，膵の腫瘍性病変が主な対象疾患となる．それら腫瘍の質的診断や手術前に血管の走行状態を確認する目的で血管造影検査が行われる．
- 近年は，純粋に診断の目的で血管造影が行われることは少なくなり，検査と同時に何らかの治療を行う例が増えている．
- 血管撮影など画像検査の手技を応用し，薬物注入などの治療的処置を行う技術を interventional radiology（IVR）という．その一つである経動脈的塞栓術については p.110 を参照．

禁忌

- ヨード造影剤を使用するため以下の例では検査が行えない．
  - ヨード造影剤に対するアレルギーのある患者．
  - 気管支喘息の患者．　● 腎機能が低下している患者．
- 検査後はベッド上安静が必要であるため（次頁参照），安静を保てない患者にも適応できない．

方法

- 検査前は禁食とし，静脈ルートを確保する．必要に応じ，前投薬として鎮静薬を投与する．
- 小外科手術に準じた無菌操作を行う．
- 腹部の動脈造影は，以下のセルディンガー法によって行われるのが一般的である．
- **セルディンガー法**：1953年セルディンガーによって開発された血管内へのカテーテル挿入法で，右鼠径部を局所麻酔し

> **ココがポイント！** 患者の負担の大きな検査であるので，事前に検査内容をよく説明しておくことが大切！

方法

て皮膚切開をおき，大腿動脈を穿刺，ガイドワイヤーを利用してカテーテルを動脈内に挿入する方法である．血管を露出しないので動脈の収縮を防止でき，カテーテル挿入が安全，容易になった．

- 腹部臓器が検査の対象であれば，カテーテルは大腿動脈から大動脈を経て腹腔動脈，上腸間膜動脈，下腸間膜動脈などにその先端を進める．
- X線透視によってカテーテル先端の位置を確認後，自動注入器を用いてヨード造影剤を注入し，連続撮影を行う．通常は，カテーテルの位置を変えて数回の撮影を行う．
- 必要な撮影が終了すれば，カテーテルを抜去して大腿動脈の穿刺部を圧迫止血する．同部は圧迫固定し，再出血や皮下血腫を生じないよう6時間はベッド上安静とする．
- 患者の負担が大きな検査であるため，事前に検査内容をよく説明し，納得のうえで協力してもらうことが大切である．

読み方

- 腹腔動脈，上腸間膜動脈の造影像を**図1〜3**に示す．ただし，これらの血管の分岐パターンには変異が多く，典型的な像を

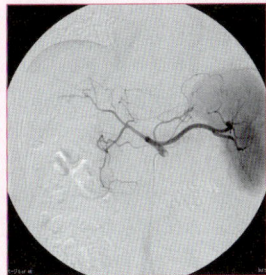

■図1　腹腔動脈造影

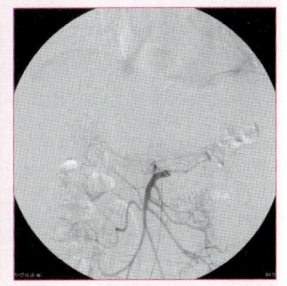

■図2　上腸間膜動脈造影

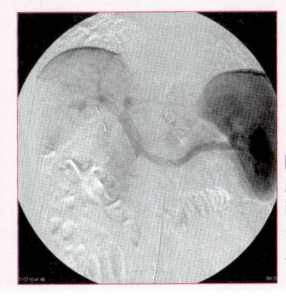

■図3　腹腔動脈造影静脈相
脾静脈から門脈が造影されている．門脈系には直接カテーテルを挿入することが難しく，腹腔動脈または上腸間膜動脈造影の静脈相を利用する．

読み方

示さないことが少なくない．血管は中枢側から末梢に向かってたどり，血管の途絶や不整狭窄の有無を確認する．さらに腫瘍血管などの異常血管，腫瘍濃染（**図4**），造影剤の血管外漏出（出血）などに注意して読影する．

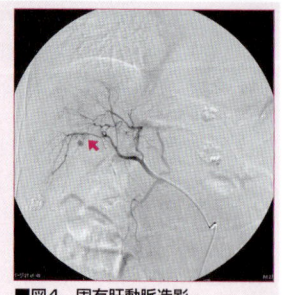

■図4 固有肝動脈造影
肝右葉に腫瘍濃染像（矢印）が描出されている．肝細胞癌の症例である．

●血管造影検査の看護のポイント

検査前

- 検査の目的や方法，造影剤使用に関して，医師による問診と十分な説明を行い，同意・同意書を得る．
- 検査のオリエンテーションを行い，検査後の安静，飲食，排泄などに関して具体的にイメージができるようにする．悪心，腰痛などに対する対処方法を具体的に検討しておく．
- **既往歴・常用薬の確認**：抗凝固薬を内服している場合，医師に中止の指示を確認する．
- 過去の造影剤使用によるアレルギーの有無，喘息などのアレルギー疾患の有無，腎機能障害がないことを確認する．
- **食事・飲水**：施設の基準に従い実施する．一般に，午前中の検査なら前日21時以降絶食とし，午後の検査であれば当日朝食以降は絶食とする（少なくとも検査前4時間は絶食）．

MEMO
腹部動脈名称のおさらい

（図：肝臓，固有肝動脈，胃十二指腸動脈，膵十二指腸アーケード，胆嚢，総肝動脈，左胃動脈，胃，脾臓，膵臓，脾動脈，腹腔動脈，上腸間膜動脈）

検査前

飲水は制限しない．食事の制限に伴い，インスリンや経口血糖降下薬を使用している場合は，医師の指示を確認しておく．

- **前処置の実施**：カテーテル穿刺部（大腿鼠径部の場合）の除毛，血管確保・点滴，尿道カテーテルの留置，前投薬の投与などを医師の指示に従い実施する．
- **検査直前の確認**：排尿を済ませ，更衣を行い，義歯，時計，ヘアピンなどを取りはずす．感染症，出血傾向などの血液データ，一般状態を確認し，検査室に必要事項を申し送る．

検査中

- 心電図モニター，パルスオキシメータ，電子血圧計を装着し，検査中定期的にバイタルサインを測定する．
- 検査室入室後，カテーテル穿刺部よりも末梢の動脈（両足背など）の触知部にマーキングを行う．
- **合併症の観察**：造影剤や局所麻酔薬による過敏反応，造影剤の漏出，穿刺部からの出血，血腫，カテーテル・ガイドワイヤー操作に伴う血管損傷などの合併症を念頭におき，継続的に観察する．
- 緊急時に備え，救急カートや必要薬剤を準備しておく．
- 検査終了後，医師が穿刺部を10～30分間ほど強く圧迫し，止血する．止血確認後，圧迫帯やテープで穿刺部を固定し，ストレッチャーのまま病室へ帰室する．

検査後

- **検査後の合併症の観察**：定期的なバイタルサインの測定，穿刺部からの出血の有無および末梢動脈触知，神経損傷の有無を確認する．特に，出血や感染に注意する．そのほか，悪心，疼痛などの不快症状がないかどうかを聴取し，必要時医師に報告し，対処する．
- **検査後の安静**：安静度および時間，穿刺部の圧迫解除時刻，飲食物，点滴について医師の指示を確認し，実施する．一般に，検査後約6時間はベッド上安静とし穿刺部は屈曲させない（検査3時間後に穿刺側への側臥位は可能，その3時間後に圧迫を解除）．止血を確認後，安静解除（検査6～24時間後）となる．安静解除後に肺塞栓症を起こす危険性もあるため，ガイドラインに沿って，予防する．
- **食事・飲水**：悪心・嘔吐などの消化器症状がなければ，帰室後から臥位のまま飲食は可能．

血管造影検査

ERCP

- 内視鏡的逆行性胆管膵管造影（endoscopic retrograde cholangiopancreatography）の略.

目的
- 内視鏡を用い，胆管や膵管を十二指腸乳頭から逆行性に造影するX線透視下検査で，胆・膵の形態異常などがわかる.
- MRIの発達などもあり，診断目的でのERCPの機会は減少しているが，この手技を基本とした胆管結石，慢性膵炎，胆管癌，膵癌などへの内視鏡治療は増加している．胆・膵疾患診療には欠くことのできない検査である.

適応
- 胆管・膵管の詳細な情報が必要な症例.
- 治療あるいは胆汁・膵液採取など特殊検査が目的の症例.

禁忌
- 上部消化管内視鏡検査が禁忌とされる症例（p.60参照）.
- 胆道・膵臓の急性炎症期.
- 上部消化管術後症例では，術式により乳頭まで到達できないことがある.

注意
- 原則的には禁忌の症例でも，引き続き治療を行うことが前提ならば適応となることが多いため，なぜERCPを行うのか，担当医以外には理解が難しい．わからなければ担当医に質問し，検査前の患者への説明の際もできるだけ同席する.

方法
① 左側臥位または腹臥位で内視鏡を挿入する.
② 十二指腸乳頭部（**図1**）に到達したら，左側臥位であれば腹臥位に体位変換する（腹臥位で行うERCPは息苦しいため，呼吸状態などに注意）.
③ 乳頭開口部を入念に観察し，カテーテルの挿管部位や方向の見当をつける.
④ カテーテル内の空気を抜き（フラッシュ），挿管する.

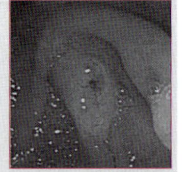

■図1 十二指腸主乳頭（正常像）

> **ココがポイント！** ERCP関連手技の術後管理では，急性膵炎に最も注意する！

方法

⑤ X線モニターを見ながら，ゆっくり造影剤を注入する（胆管や膵管内圧の上昇で疼痛が出現する場合がある）．

⑥ 目的の造影ができたら撮影を開始する．

⑦ 十分な胆管像（**図2**）や膵管像（**図3**）が得られたら，カテーテルおよびスコープを抜く．

⑧ 必要に応じて仰臥位にして撮影を追加する．

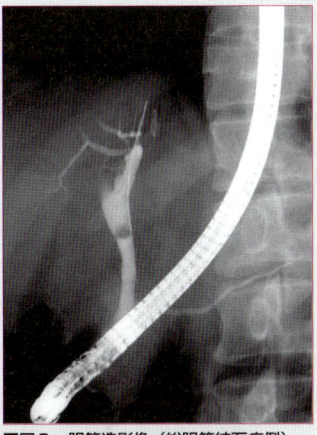

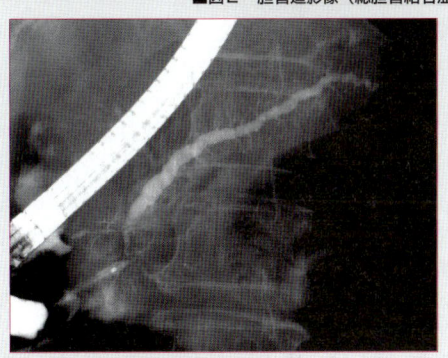

■図2　胆管造影像（総胆管結石症例）

■図3　膵管造影像（膵頭部癌症例）

合併症

- 通常の内視鏡関連検査の合併症に加え，ERCP特有の合併症として急性膵炎が重要である．腹痛，バイタルサインの変化など急性膵炎が疑われた場合は，速やかに医師へ報告する（急性膵炎の治療に関してはp.191を参照）．

● ERCPの看護のポイント

検査前

- 検査の目的，方法，合併症に関して，医師の問診と十分な説明を行い，同意および検査同意書を得る．
- 検査の流れや所要時間（約10～40分），検査後の留意事項などについてオリエンテーションを行い，検査に対する不安

検査前

- **既往歴・常用薬の確認**：心疾患，前立腺肥大，緑内障患者への抗コリン薬の使用は禁忌．キシロカインアレルギー，造影剤によるアレルギー，喘息，腎機能障害の有無の確認．
- **食事・飲水**：施設の基準に従い実施する．一般に，午前中の検査なら前日21時以降絶食とし，午後の検査であれ当日朝食以降は絶食とする．飲水は，検査2〜3時間前まで少量の水やお茶は可能だが，大量の水分摂取，牛乳や固形物の入った飲みものは禁止する．
- **検査前の処置**：医師の指示に従い，血管確保・点滴などの処置を実施する．
- **検査直前の確認**：排尿を済ませ，更衣を行い，義歯，眼鏡，ヘアピンなどを取り外す．感染症，血液データ，一般状態などの必要事項を検査室へ申し送る．

検査中

- **検査中の観察**：心電図モニター，パルスオキシメータ，血圧計などのモニターを装着し，定期的にバイタルサインや一般状態を観察する．
- 医師の指示に従い，鎮静薬の投与を行う．
- 緊張が和らぐよう声かけや状況の説明，タッチングなどを行う．

検査後

- **合併症の観察**：発熱，腹痛，下痢，悪心・嘔吐の有無を観察する．急性膵炎，急性胆道炎，出血，造影剤アレルギーなどの合併症に注意し，バイタルサイン，血中・尿中のアミラーゼ値などの測定を医師の指示に従い実施する．
- **食事・飲水**：施設の基準に準じて行う．一般に，検査後約1〜2時間は絶飲食とし，腹痛のないことを確認した後，少量の水分から摂取する．検査値確認後，食事を開始するが，乳製品，卵，油分はひかえる（膵炎のリスクが高い場合は絶飲食が継続となる）．
- **安静**：施設の基準に準じる．一般に，検査後1〜2時間はベッド上安静とする．造影剤の排泄を促し，膵炎を予防するため，右側臥位を保つようにする．安静解除後も当日は排泄時のみの歩行とし，合併症がなければ，翌日からは自由となる．
- 医師の指示に従い，造影剤の排泄や膵炎予防のための点滴を実施する．

EUS

- EUSは超音波内視鏡（endoscopic ultrasonography）の略.

目的
- 内視鏡の先端に超音波振動子を装着し，消化管管腔内から消化管深層もしくは消化管外の情報を得る.
- 体外式の超音波検査に比べ，対象臓器または病変により近接できるため，明瞭な断層像が得られる.

適応
- 対象臓器・病変は食道，胃，十二指腸，大腸，胆囊，胆管，膵臓，リンパ節，腹水など多岐にわたる.

禁忌
- 通常の内視鏡検査の禁忌以外で，EUSに特有の禁忌はない（p.60参照）.

方法・読み方
- 方法は上部消化管内視鏡検査に準じる（p.60参照）.
- ①食道，胃，十二指腸，大腸
- 癌の深達度診断，粘膜下腫瘍の質的診断，食道静脈瘤の治療効果判定など（**図1**）.
- ②胆囊，胆管
- 癌の鑑別診断，膵胆管合流異常の診断など（**図2**）.

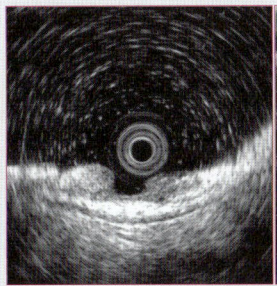

■図1　早期胃癌症例
胃壁の層構造が明瞭に描出され，癌の深達度がよくわかる.

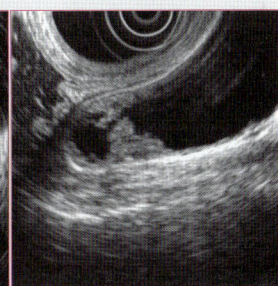

■図2　早期胆囊癌症例
胆囊壁の隆起性病変が明瞭に描出されている.

> **ココがポイント！** EUSというと難しそうな検査に聞こえるが，患者へのケアは上部消化管内視鏡検査とまったく同じ！

方法・読み方

③膵臓
- 癌の鑑別診断,膵胆管合流異常の診断,膵嚢胞の鑑別診断,膵石の診断など(図3).

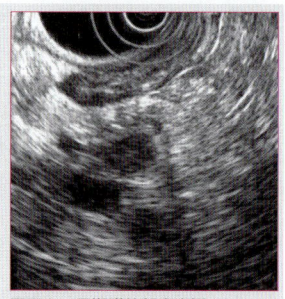

■図3 早期膵体部癌症例
1cm程度の小腫瘤であるが,明瞭に描出されている.

● EUS の看護のポイント

検査前
- 検査の目的,内容,検査に伴う危険性(合併症)に関する医師からの十分な説明のうえに,患者の検査同意書が必要である.
- 検査手順・準備に関するオリエンテーションを行う.
- **既往歴・常用薬の確認**:心疾患,前立腺肥大,緑内障の患者には抗コリン薬の使用は禁忌.抗凝固薬を内服している場合,医師に中止指示を確認.常用薬の継続に関して,医師の指示を確認する.
- キシロカイン®によるアレルギーの有無を確認する.
- **食事・飲水**:施設の基準に従い,実施する.一般に検査前日21時以降は絶食とし,以降,水・お茶のみ飲水可能だが,当日朝からは飲水も止める.経口血糖降下薬やインスリン使用時は,変更・中止の指示を医師に確認する.

検査中・後
- 鎮静薬を使用する場合はモニター類を装着し,バイタルサインの測定を行う.
- アレルギー反応や出血などの合併症の有無を観察する.
- 検査後1時間は安静とし,絶飲食とする.

4 治療と看護のポイント

- 外科的治療
- 内科的治療
- 放射線治療
- 薬物療法
- 輸血療法
- 化学療法
- NST

■外科的治療
食道切除術

目的
- 食道悪性腫瘍・良性疾患の根治切除.

適応
- 食道癌,その他の悪性腫瘍(平滑筋肉腫・リンパ腫など)
- 良性疾患(平滑筋腫・良性食道狭窄)

方法
① **通常の開胸手術(右開胸)**:左下側臥位で右の肋間開胸を行い,右肺を圧排した状態で縦隔にある食道を切除する.癌の手術では食道周囲のリンパ節郭清も行う.ほぼ全長にわたって食道を切除する.胃を挙上して,再建に用いる場合が多い.

② **胸腔鏡補助手術**:左下側臥位で上記①と同様の手術を,胸腔鏡補助で行う.傷が小さく術後の疼痛が少ないこと,胸腔鏡による術中拡大視ができることが利点である.

③ **左開胸の手術**:右下側臥位で行う.下部食道の切除のときに用いる.

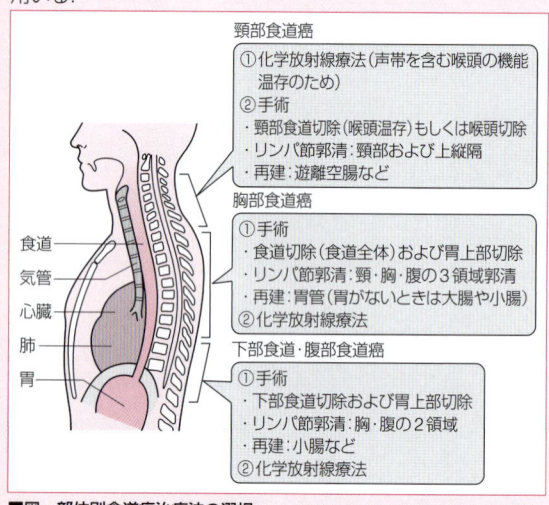

頸部食道癌
①化学放射線療法(声帯を含む喉頭の機能温存のため)
②手術
・頸部食道切除(喉頭温存)もしくは喉頭切除
・リンパ節郭清:頸部および上縦隔
・再建:遊離空腸など

胸部食道癌
①手術
・食道切除(食道全体)および胃上部切除
・リンパ節郭清:頸・胸・腹の3領域郭清
・再建:胃管(胃がないときは大腸や小腸)
②化学放射線療法

下部食道・腹部食道癌
①手術
・下部食道切除および胃上部切除
・リンパ節郭清:胸・腹の2領域
・再建:小腸など
②化学放射線療法

食道
気管
心臓
肺
胃

■図 部位別食道癌治療法の選択

ココがポイント! 術後,呼吸機能低下,肺炎,不整脈,循環不全などに注意する!

■外科的治療

喉頭摘除術（喉摘術*）

目的	● 喉頭・咽頭・頸部食道癌の根治切除.

適応	● 頸部食道癌　● 喉頭癌　●（下）咽頭癌

方法	①頸部にU字またはT字型の切開を加え，声帯を含めた喉頭，甲状腺，気管上部，下咽頭，食道を切除する．胸骨縦切開を加える場合もある． ②永久気管孔を首の前面に新たにつくる（呼吸は口や鼻ではなく，新しい気管孔から行うことになる）． ③切除後の再建には，空腸（血管吻合を伴う自家移植）や胃管を用いる．

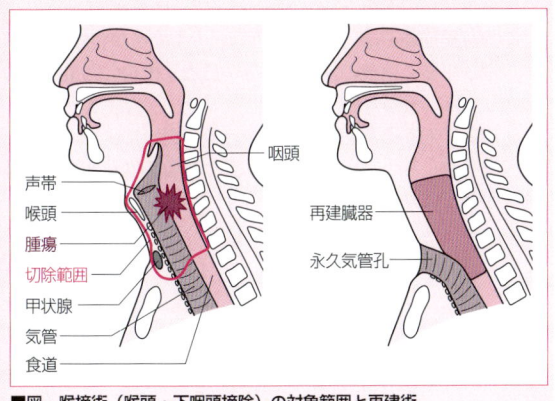

図中ラベル：咽頭／声帯／喉頭／腫瘍／切除範囲／甲状腺／気管／食道／再建臓器／永久気管孔

■図　喉摘術（喉頭・下咽頭摘除）の対象範囲と再建術

> **ココがポイント！**　喉頭摘除は一生肉声を失うことを意味するため，術前からの十分な受容に向けたメンタルケアが重要．術後の発声方法や生活上の問題点についての理解が必要となる！

＊　喉頭癌などで喉頭のみを摘除するものが狭義の喉摘術である．下咽頭や食道を同時に切除する術式は咽喉摘除，咽喉食摘などともよばれるが，これらを含めて広義に喉摘術とよぶ場合が多い．

■外科的治療
胃摘出術

目的	● 胃悪性腫瘍・良性腫瘍の根治切除. ● 胃・十二指腸潰瘍の外科的治療.

適応	● 悪性腫瘍（胃癌,肉腫,悪性リンパ腫,消化器間質腫瘍〈GIST〉の一部） ● 良性腫瘍（筋腫,GISTなど） ● 胃・十二指腸潰瘍：穿孔例,薬剤抵抗性のものや狭窄症状のひどいもの

方法	①**悪性腫瘍の手術**：腫瘍の大きさ,局在,進行度,リンパ節転移などから切除範囲を決定する.胃癌の場合は腫瘍切除と同時にリンパ節郭清を行うため,幽門側胃切除・噴門側胃切除・胃全摘の3つの術式が基本になる. ②**良性腫瘍の手術**：腫瘍を含めた胃部分切除術を行う. ③**腹腔鏡補助手術**：上記①②と同様の手術を腹腔鏡補助で行う.傷が小さく術後の疼痛が少ないこと,術後の回復が早いことが利点である. ④**潰瘍に対する胃切除術**：薬物治療の進歩により,ほとんどみられなくなった.胃切除が必要となるのは狭窄症状が強いものなどに限られる.

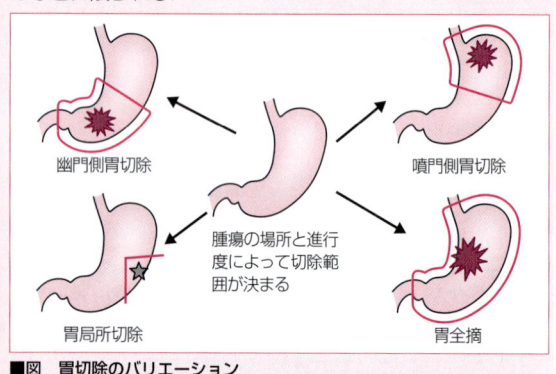

幽門側胃切除　噴門側胃切除

胃局所切除　腫瘍の場所と進行度によって切除範囲が決まる　胃全摘

■図　胃切除のバリエーション

> **ココがポイント！** 　**胃癌手術は消化管手術の基本となる手術である！**

■外科的治療
結腸切除術

目的
- 結腸癌において病変部のある結腸切除と所属リンパ節の郭清を行う．

適応
- 早期癌から進行癌まで適応．
- 切除範囲により，回盲部切除，右半結腸切除，横行結腸切除，下行結腸切除，左半結腸切除，S状結腸切除，高位前方切除，結腸全摘術とよばれる．

方法

【開腹手術】

①癌の深達度に従い，表1のように対応する．

■表1 結腸切除術における深達度と病変部切除・リンパ節郭清範囲

癌の深達度	考慮するリンパ節転移	リンパ節郭清範囲	病変部の口側，肛門側の健常部分を含んだ切除の長さ
早期癌	1群	1群+αあるいは2群まで	約5cm程度
筋層までの進行癌	2群	2群あるいは3群まで	約5～10cm程度
筋層を超える進行癌	2群あるいは3群	3群まで	10cm以上

結腸進行癌のリンパ節郭清は，2群までで十分とする施設も多い．

②腸切除術後の再建には，小腸・結腸吻合，結腸・結腸吻合，結腸・直腸吻合が行われる．人工肛門となるのは高度進行癌の一部の症例にすぎない．

③吻合は症例・施設に応じ，手縫い吻合，器械吻合などが選択される．

【腹腔鏡下手術】

①切除部位，リンパ節郭清範囲は開腹手術と同様．腹腔鏡下手術は，結腸早期癌から進行癌まで，結腸癌手術例の90％以上に適応されている施設もある．

> **ココがポイント！** 腹腔鏡下手術の普及が著しい分野である！

■外科的治療
直腸切除術

目的
- 直腸癌において病変部のある直腸切除とリンパ節郭清を行う.

適応
- 早期癌, 上部直腸癌. ただし, 進行癌であっても腫瘍が比較的小さく, 歯状線から2cm程度離れていれば適応.

> **注意**
> - 上部直腸癌であっても, 腫瘍が巨大, 周辺に浸潤を認める, 腹膜播種を認める際には適応とならない場合もある.

方法
① 癌の進行度にかかわらず, 腹腔鏡下手術で行われる場合もある.
② リンパ節郭清を下腸間膜動脈から病変部位に向かって進める. 次に, 切除する口側腸管であるS状結腸周辺を剥離, 授動する. 最後に直腸癌の肛門側切離予定部位まで直腸周辺の剥離を行い, 口側, 肛門側の腸管を切離して切除は完了する.
③ 大動脈に向かう上方リンパ節郭清は, 上部直腸進行癌では3群リンパ節まで, 早期癌・下部直腸進行癌では2群リンパ節まで行う.
④ 下部直腸進行癌に対する側方リンパ節郭清*は, 日本では有効であるとする施設が多いが, 高頻度に性機能障害, 排尿機能障害がみられるため, 神経温存術も試みられている.
⑤ 直腸切除後の再建は, 直腸断端を自動縫合器で綴じ込み, 結腸と縫合するDST (double staple technique) で行われることが多い.
⑥ 直腸機能である便の貯留機能が少なからず障害されるために, 結腸嚢を造設し, 結腸・直腸吻合を行う場合もある.
⑦ 一部の症例では, 結腸・肛門吻合が行われる場合もあるが, この適応は, 術後の肛門機能を考慮し, 70歳ぐらいまでと年齢を考慮する必要がある.

> **ココがポイント!** 近年では, 直腸癌症例の80%以上に対し人工肛門とならない手術方法が選択されている!

* 世界的にはあまり行われていない.

外科的治療
人工肛門造設術

目的
- 何らかの理由(主として直腸癌)で自然肛門が利用できなくなった場合,大腸・小腸を用いて皮膚と吻合し,人工肛門(ストーマ)を造設して代用肛門とする.

適応
- 肛門機能を温存できない直腸癌患者が主.
- 腹腔内の悪性腫瘍の局所再発や癌性腹膜炎にも行われる.

方法
① 通常は左下腹部に500円玉より大きめに腹壁をくりぬき,皮膚とS状結腸切除端を縫合する単口式人工肛門として造設.閉じられることがないという意味で永久的人工肛門という.

② **ハルトマン手術**:本来は直腸切除術の適応であるが,患者の全身状態,年齢,直腸癌の局所浸潤の状態などを考慮し,肛門を温存して直腸切除術+人工肛門造設術を行う手術.

③ 直腸切除術後の縫合不全後や縫合不全予防として人工肛門造設術を行う場合がある.通常は回腸あるいは横行結腸に造設され,後に人工肛門閉鎖術が行われる一時的人工肛門である.

④ 腹腔内の悪性腫瘍や癌性腹膜炎に対しては,空腸,回腸,結腸などの部位を用いて造設される.この場合の人工肛門は,腸壁の一部を開いて皮膚と縫合する双口式人工肛門が普通であり,かつ閉鎖されることがない永久的人工肛門である.

MEMO
人工肛門に対する考え方

- 人工肛門はどのような経緯で造設したにせよ,「排泄以外の機能をなんらもちあわせていない」という認識は重要である.
- つまり,「不便なもの」であるとの認識のもと,「より良くする」努力が,患者-医療者双方に求められる.
- 直腸切除術後の人工肛門では,昨今「自然排便法」が隆盛であるが,行うかどうかは別にして,「洗腸療法」は必ず指導しておき,一つの手段として患者にもたせておくことが重要である.人工肛門は患者自身のものであり,指導者のものではないことを心得ておく.

ココがポイント! 患者と一緒に嘆くことは何の助けにもならない.患者のものとしてケアを指導することが重要!

■外科的治療
肝切除術

目的
- 原発性肝細胞癌(HCC),大腸癌の肝転移,肝芽腫,肝良性腫瘍における病巣の切除.

適応
- 肝障害度(**表1**)を基準に適応を判断.肝硬変,肝機能障害が高度である場合は黄疸・腹水の有無,意識・栄養状態なども考慮する.適応の判断基準にはチャイルド・ピュー分類なども活用される.

■表1 肝障害度(liver damage)

項目＼肝障害度	A	B	C
腹水	ない	治療効果あり	治療効果少ない
血清ビリルビン値 (mg/dL)	2.0未満	2.0〜3.0	3.0超
血清アルブミン値 (g/dL)	3.5超	3.0〜3.5	3.0未満
ICG R$_{15}$ (%)	15未満	15〜40	40超
プロトロンビン活性値 (%)	80超	50〜80	50未満

注)2項目以上の項目に該当した肝障害度が2か所に生じる場合には高いほうの肝障害度をとる.たとえば,肝障害度Bが3項目,肝障害度Cが2項目の場合には肝障害度はCとする(日本肝癌研究会編,原発性肝癌取扱い規約 第5版.金原出版;2008より)

方法
- 肝機能に応じて安全な肝切除の術式が提唱されている(図1).
- 肝臓は左右の肋骨に隠れるように上腹部にあるため,肝臓の切除部位により手術の体位や手術創が大きく異なる.
- 上腹部にある肝臓の切除では,手術の視野を確保するために開胸術を併用することもある.
- 肝臓周囲の後腹膜や横隔膜との付着を切って肝臓を授動することで,肝臓を手前に引き出し切離が容易になるようにする.
- 肝臓の切離は出血のコントロールが第一である.そのため,さまざまな機器や手技が各施設で実施されている.
  - **プリングル法**:出血のコントロールで汎用されている手段.肝臓への流入血管である門脈や肝動脈の血流を「15分遮

> **ココがポイント!** 術後,肝切離面に入っているドレーン排液の性状に注意.切離面はデリケートなため,出血や胆汁漏がみられる場合がある!

方法

断，5分開放」などで間欠的に遮断する方法．
- **タココンブ®**：止血薬を含んだシート材で，肝切離面に追加することで確実に止血できることが多い．
- **その他**：手術中の肝切離面の挙上，肝下部下大動脈のクランプ，麻酔科による中心静脈圧のコントロール，換気量のコントロールの工夫．

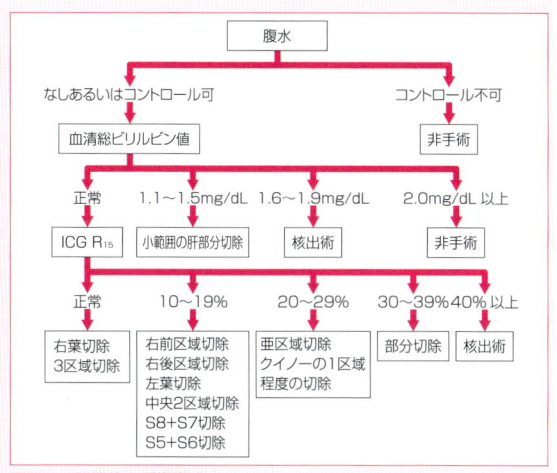

■図1 肝機能と手術術式
(幕内雅敏他．肝硬変合併肝癌治療のstrategy．外科診療1987；29：1530-6より)

術後

- **出血**：肝切除術後，まず第一に注意する．肝切離面に入っているドレーン排液の性状を確認する．肝臓自体出血しやすい臓器であり，肝硬変など肝機能障害例では血小板の数が少なかったり凝固因子が低下していたり，出血しやすい状態になっているからである．
- **胆汁漏**：肝切離面から胆汁が漏れることがある．肝切離面に入っているドレーン排液の性状に注意する．
- **肝不全**：肝切除術後の血液検査値に注意することはいうまでもない．特に血小板数，アルブミン，ビリルビン，GOT，GPT，LDH，凝固機能（プロトロンビン時間〈PT〉，部分活性化トロンボプラスチン時間〈APTT〉）などである．患者の意識状態，黄疸・腹水の有無などに注意する．

■**外科的治療**

胆嚢摘出術

目的	● 有症状の良性胆嚢疾患に対する治療. ● 胆嚢癌の疑い,または一部早期胆嚢癌の治療.

適応	● 胆石症　● 慢性胆嚢炎 ● 胆石症・胆嚢炎を伴う胆管ポリープ　● 胆嚢癌

方法	● 現在,腹腔鏡下胆嚢摘出術が標準術式である.術後の創痛が少ないのが利点であるが,胆嚢炎の状況や開腹術既往の有無によって数％が開腹術に移行するため,すべての患者に術前に開腹術の場合の術後経過も十分に説明しておく. ● 胆嚢癌の術式にはさまざまなバリエーションがある.①腹腔鏡下胆嚢摘出術(**図**),②拡大胆嚢摘出術,③右3区域切除術,④血管合併切除などがある. ● 胆管癌の手術でも同様に,癌の首座が上部胆道にある場合は肝切除術,下部胆管の場合には膵頭十二指腸切除術を伴うことが多い(次頁参照).

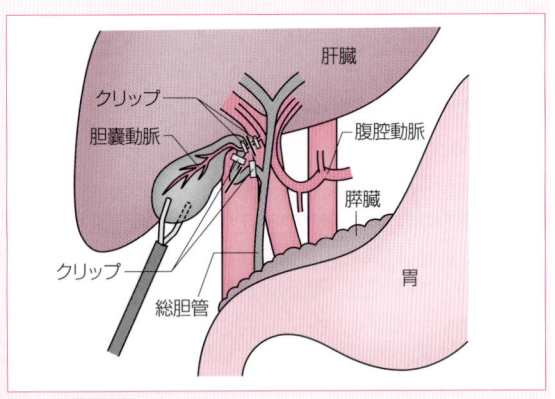

■**図　胆嚢摘出術**
胆嚢管,胆嚢動脈をクリップで留め,切断し,胆嚢を摘出する.

> **ココがポイント！**　腹腔鏡下胆嚢摘出術の術後,最も問題になる合併症は胆管損傷である.ドレーンからの胆汁漏や血液検査値に注意する！

■外科的治療
膵頭十二指腸切除術

目的
- 主に膵頭部にできた膵癌の根治的治療.

適応
- **悪性腫瘍**：膵頭部の膵癌，中下部胆管癌，十二指腸乳頭部癌，十二指腸癌など.
- **良性疾患**：膵頭部の境界病変，まれに慢性膵炎など.

方法
- 術前，黄疸があれば減黄処置のため，PTBD（PTCD, p.108参照）かENBD, ERBDを行う（次頁参照）．減黄処置により，病変の進展度評価や胆汁内細胞診が可能となる.
- 術前，糖尿病の合併があれば，尿中のケトン体が陰性，尿糖10g/日以下で管理するのが望ましい．術前術後の血糖の管理では積極的にインスリン（レギュラーインスリン）を使用する.
- 病変を周囲の臓器，リンパ節とともに切除し，消化管を再建する（図1）.
- 術直後は腹腔内ドレーンからの出血の有無，その後は胆汁・膵液混入の有無を確認（膵液混入は排液のアミラーゼ濃度で

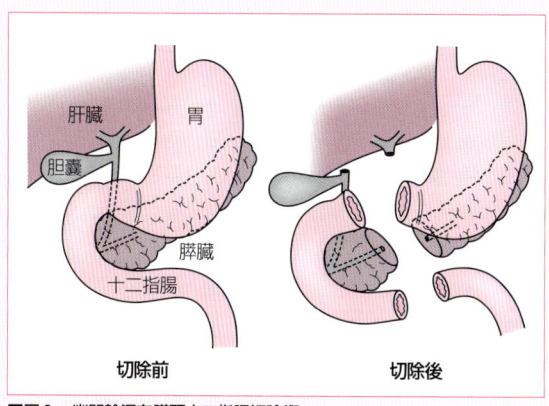

肝臓　胃
胆嚢
膵臓
十二指腸

切除前　　　　切除後

■図1　幽門輪温存膵頭十二指腸切除術

ココがポイント！ 膵頭十二指腸切除術では，術前に黄疸，糖尿病合併の有無を精査する！

方法
判断).胆道・膵管ドレーン留置の場合は胆汁・膵液の量や性状に異常がないか確認する(**図2**).
- 経時的に胃ゾンデの排液量に注意する.

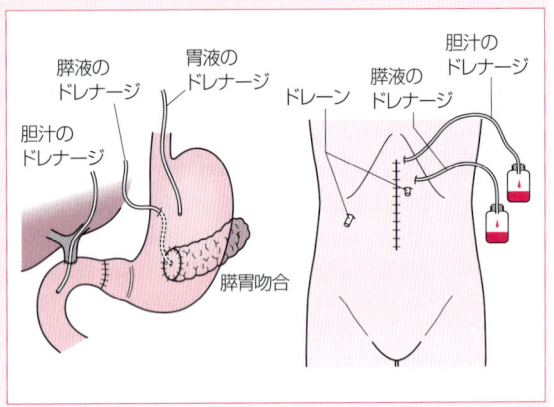

■図2 膵頭十二指腸切除術における消化管再建法と術後のドレーン配置

MEMO

減黄処置(胆道ドレナージ)

- 超音波ガイド下(胆道閉塞部位の上流からアプローチ)
  - PTBD(PTCD):p.108参照.
- 内視鏡下(胆道閉塞部位の下流からアプローチ)
  - ENBD(内視鏡的経鼻胆管ドレナージ):ドレナージチューブを鼻腔から挿入し,食道,胃,十二指腸乳頭部,胆管,胆管狭窄部へと渡して,胆汁を体外に排出させる.
  - ERBD(内視鏡的逆行性胆管ドレナージ):ドレナージチューブを十二指腸乳頭部から挿入,胆管,胆管狭窄部へ渡し,胆汁を腸管に排出させる.

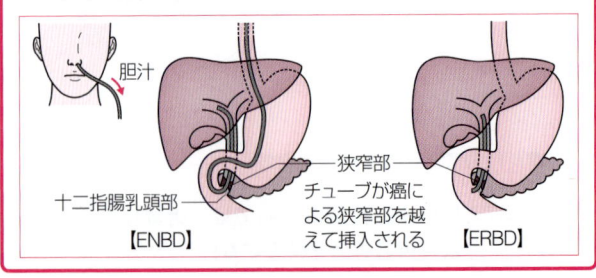

■外科的治療
膵体尾部切除・膵全摘術

目的
- 膵体部,膵尾部の癌の切除.

適応
- **悪性腫瘍**:膵体部・膵尾部の膵癌.

方法
- 術前,糖尿病の合併があれば,尿中のケトン体が陰性,尿糖10g/日以下で管理するのが望ましい.術前術後の血糖の管理では積極的にインスリン(レギュラーインスリン)を使用する.
- 病変部を切除する.
- 術直後は腹腔内ドレーンからの出血の有無,その後は膵液混入の有無を確認する(膵液混入は排液のアミラーゼ濃度で判断,全摘の場合は確認不要).
- 経時的に胃ゾンデの排液量に注意する.
- 術後に注意するポイントは,バイタルサイン,ドレーン排液の性状,血糖を含めた血液データなどである.

●外科的治療の看護のポイント

術前
- **術前の全身状態の観察・管理**:呼吸状態,循環状態,貧血・栄養状態のアセスメント,貧血・栄養状態の改善など.
- **術前オリエンテーション**:手術必要物品,手術前後の過程と注意点,呼吸器合併症予防,深部静脈血栓症予防など.

術後
【術後合併症に対する注意点】
1. 呼吸器合併症
- 術後の肺に起こる主な変化は,気道内分泌物の貯留による小気道の閉塞,局所またはびまん性の無気肺である.
- **観察項目**:呼吸数,胸郭の動き,努力呼吸の有無,チアノーゼの有無,狭窄音・副雑音の有無と部位,経皮的酸素飽和度,胸部X線写真など.
- **予防**:低酸素状態の改善,気道内分泌物の排泄促進,肺容量の増加.
2. 後出血
- 術後の出血には創出血,腹腔内出血,消化管出血がある.

術後

- **観察項目**:血圧の変動，チアノーゼの有無，Hb値の推移，ガーゼの汚染状況，ドレーンが挿入されている場合は排液量と性状を観察する．大量出血の場合，ドレーンが詰まってしまうこともある．

3. 術後感染
- 術後感染症には，呼吸器感染症，尿路感染，創部感染，腹膜炎などがある．
- **観察項目**
  ①創部感染：創部の圧痛，発赤，腫脹，発熱など．
  ②腹膜炎：発熱，持続する腹痛，悪心・嘔吐，腹部膨満感など．

4. 縫合不全
- 消化管吻合部の創傷治癒が進まず，一部もしくは全体が解離した状態．消化管内容物が腹腔内に漏出し，腹膜炎を併発する場合もある．術後3〜10日目が好発時期である．
- **観察項目**:発熱，頻脈，急激な腹痛，腹部緊張，悪心・嘔吐などの症状に注意する．
- **予防**:栄養状態の改善，胃管挿入による吻合部の減圧．

5. 術後腸管麻痺（麻痺性腸閉塞）
- 長時間の開腹手術や腸管病変の強い場合，術後腸蠕動の回復は遅れる．
- **観察項目**:腸蠕動音，排ガスの有無，腹部膨満・鼓腸，悪心・嘔吐の有無など．
- **予防**:体位変換，早期離床，腹部温罨法，マッサージなどによる腸蠕動運動の促進．

【輸液管理】
- ドレーンからの排液や消化管からの消化液の喪失などがみられる場合は，生化学・血算データから水分，電解質の不足を判断し補正する必要がある．
- 手術直後，特に開胸術後，高齢者，心肺機能低下のある患者では肺水腫や心不全を起こしやすいので，輸液速度や輸液量に注意する．

【術後疼痛管理】
- 術後疼痛は，呼吸を抑制し，筋肉・神経を緊張させるため順調な機能回復の妨げとなる．硬膜外持続注入など鎮痛薬の投与を行い，効果を評価する．

内科的治療

内視鏡的切除術（ポリペクトミー，EMR，ESD）

目的
- リンパ節転移のない病変を内視鏡的に切除することで，外科的切除と同等の根治性を得る．

適応
- リンパ節転移の可能性がほとんどない癌．条件を**表1**に示す．

■表1　内視鏡的切除術が適応となる癌の条件

適応条件	適応拡大条件
組織型が分化型（pap, tub1, tub2）	組織型が分化型（pap, tub1, tub2）
肉眼的M癌	肉眼的M癌　潰瘍なし　大きさの制限なし
2cm以下	肉眼的M癌　潰瘍あり　3cm以下
陥凹型では潰瘍のないもの	SM1癌（500μまで）　脈管侵襲なし　3cm以下

方法
- ESDの流れは**図1**の通り．

①前庭部後壁Ⅱc　②マーキング　③生理食塩水の局注

④粘膜切開　⑤粘膜下層剥離　⑥切除後潰瘍

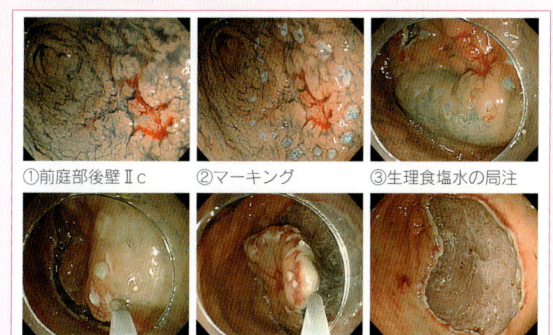

■図1　ESDの施術例

合併症
- 以下の合併症は，術後時間が経ってから起こることもある．
- **出血**：頻度は高いが，ほぼ内視鏡的に止血可能である．
- **穿孔**：穿孔をきたした場合は，クリップで縫縮後，まず内科的治療（絶食，抗菌薬）を行い，続発する腹膜炎に対処する．
- 効果が不十分な場合は外科的手術が必要になることもある．

> **ココがポイント！** 治療後の経過観察では，後出血や穿孔の徴候を見逃さないことが重要！

■内科的治療
内視鏡的止血術

目的
- 消化管の出血例に対して第一に試みるべき治療法.
- いくつかの方法(**表1**)があり,単独あるいは併用して止血処置を行う.

■表1 内視鏡的止血術の方法

機械的把持法	薬剤局注法
● クリップ法	● 高張食塩水・エピネフリン(HSE)局注法 ● 純エタノール局注法

局所組織凝固法	薬剤散布法
● 止血鉗子 ● ヒータープローブ法 ● アルゴンプラズマ法	● トロンビン ● アルギン酸ナトリウム ● エピネフリン

適応
- 急性消化管出血例
  - **上部消化管**:胃・十二指腸潰瘍,胃癌,食道静脈瘤破裂,マロリー・ワイス症候群,毛細血管拡張症など.
  - **下部消化管**:憩室出血,大腸癌,直腸潰瘍など.
  - **検査・術後**:生検,ポリペクトミー,EMR,ESD.

方法
1. 機械的把持法(クリップ)
- 出血している血管断端をクリップで把持して止血する.
- 他の方法と比べ,組織侵襲が少ない.

2. 薬剤局注法
① 純エタノール局注法
- エタノールの脱水・固定作用により露出血管を凝固固定し,血栓を形成させることで止血.

② 高張食塩水・エピネフリン(HSE)局注法
- エピネフリンの血管収縮作用と高張食塩水の周囲組織の膨化,血管壁の変性,血管内腔の血栓形成により止血.

3. 局所組織凝固法
- 止血鉗子やヒータープローブ,アルゴンガス放電などで直接血管を熱凝固して止血.

> **ココがポイント!** 緊急処置中は急変の可能性があるため,バイタルサインの変動に注意を要する!

内科的治療
内視鏡的胆石切石術

目的
- 総胆管結石を内視鏡的に除去する.

適応
- 下記の禁忌のない総胆管結石.

禁忌
- 重症心肺疾患など上部消化管内視鏡自体が禁忌となる場合.
- 著明な出血傾向.
- 膵頭部癌などで十二指腸下行脚が腫瘍により狭窄している例や胃術後で十二指腸乳頭まで内視鏡を挿入できない場合.
- 急性膵炎・活動性胆管炎の発症時[*1].

方法
1. 上部消化管内視鏡（側視鏡）を十二指腸まで挿入し，引き抜き法で十二指腸乳頭を正面視する.
2. 乳頭開口部から胆管を狙って造影カテーテルを挿入し，胆管を造影して胆石のサイズ，個数を確認する（ここまでERCPと同一手技，p.86参照）.
3. ガイドワイヤーを胆管内に残して造影カテーテルを抜く.
4. 総胆管結石が8〜10mm以下の比較的小さな胆石の場合はEPBD[*2]を，結石が大きい場合はEST[*3]を行う.
5. ガイドワイヤーに沿ってバルーンカテーテルもしくはバスケットカテーテルを使用して総胆管結石が消失するまで採石する（図）.

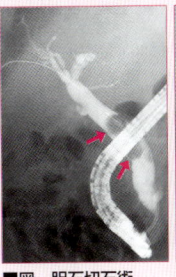

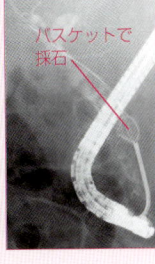

■図 胆石切石術

ココがポイント! ERCP後膵炎に注意する！ 処置後6〜8時間経てから腹痛症状が起こることがある.

[*1] ただし，総胆管結石の嵌頓が原因での急性膵炎はむしろ施行したほうがよい場合がある．また活動性胆管炎の場合は，まず胆道ドレナージ（ENBD〔内視鏡的経鼻胆管ドレナージ〕やERBD〔内視鏡的逆行性胆管ドレナージ〕）挿入を施行し，後日感染が落ち着いたところで結石除去を行う.
[*2] 胆管拡張用バルーンで十二指腸乳頭括約筋を弛開させる方法.
[*3] パピロトミーナイフで十二指腸乳頭を切開する方法.

■内科的治療

経皮経肝的胆道ドレナージ術 (PTBD/PTCD)

- PTBDはpercutaneous transhepatic biliary drainageの略．
  PTCDのCはcholangialの略．

目的
- 閉塞性黄疸や胆管炎に対する胆道ドレナージ（胆汁を体外に排出させること）．

適応
- 内視鏡的胆道ドレナージ術が適応外か困難な場合．

禁忌
- 意思疎通が困難な例．
- 大量の腹水貯留例．
- 出血傾向のある患者．

方法
① 腹部超音波の穿刺ガイドラインを，目標とする拡張胆管にあわせ，腹壁の穿刺部を局所麻酔する．
② 誘導針を腹壁に刺入後，そのなかを通してPTBD針で腹膜と肝被膜の浸潤麻酔を行う．
③ 至適な呼吸位で呼吸を止めてもらい，誘導針を通してPTBD針で目標とする拡張胆管を穿刺し胆汁の逆流を確認する．
④ 針を通してガイドワイヤーを胆管内に挿入．
⑤ X線透視でガイドワイヤーを確認しながら穿刺針と誘導針を抜去．
⑥ ガイドワイヤーにかぶせてダイレーターを胆管内に挿入．
⑦ ダイレーターを抜去後，ガイドワイヤーにかぶせてドレナージチューブを胆管内に挿入．
⑧ ガイドワイヤーを抜去し，胆汁をドレナージする．

注意
- 施行後翌朝までは絶対安静，トラブルがなければ翌朝から食事開始．安静度の目安は翌朝から1日ごとに半座位→座位→歩行可とする．

■超音波ガイド下
拡張胆管／PTBD穿刺針／誘導針／穿刺ガイドライン／ガイドワイヤー

■X線透視下
ダイレーター／ドレナージチューブ

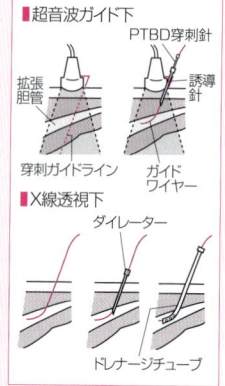

ココがポイント！ 胆汁の量（300〜1,000mL）と性状のチェックが重要！ 高齢者では夜間自己抜去の恐れがあり，注意を要する！

■内科的治療

経皮的肝癌局所治療

- 経皮的エタノール注入療法（PEIT；percutaneous ethanol injection therapy），ラジオ波凝固療法（RFA；radiofrequency ablation）の2つがある．

目的
- 原発性肝細胞癌の局所治療として行われる．
- PEIT 腫瘍に高濃度のエタノール（90〜100%）を注入し，エタノールの脱水，蛋白質凝固作用により腫瘍を壊死させる．
- RFA 腫瘍に特殊な電極針を刺入し，電流を流すことで，針近傍に発生する熱で腫瘍組織を凝固壊死させる．

適応
- 病変が切除不能，または患者が切除を希望しない場合．
- 超音波で腫瘍全体が描出され，穿刺可能部位に病変がある症例．

禁忌
- 高度の黄疸（総ビリルビン値3mg/dL以上）． ● 重篤な肝不全．
- 高度の出血傾向（PT50%以下，血小板5万/μL以下）．
- 大量の腹水貯留．
- このほか，PEITは体質的にアルコールを受け付けない患者，RFAはペースメーカー挿入患者に施術できない．

方法
①腹部超音波で目的の腫瘍が穿刺ガイドラインにのるように穿刺する位置を確認し，腹壁の局所麻酔を行う．
②超音波で観察しながら腹膜の浸潤麻酔を行う．
PEIT ③PEIT針で腫瘍内の最深部に針先を進め，エタノール（2〜5mL）を注入する．
④エタノールによるガスエコーが腫瘍を広く覆ったところで終了とする．
RFA ③RFA針で腫瘍内の最深部に針先を進め通電を開始する（PEITと比較し術中痛みが強い場合が多いため，適宜ペンタジンやオピスタンの点滴を使用する）．④抜針時は穿刺経路を焼灼しながら徐々に針を抜く．

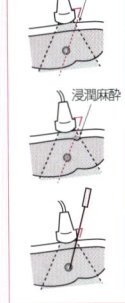

> **ココがポイント！** PEITは週2回，計4〜6回と複数回行うのに対し，RFAは十分焼灼できれば1回で治療が終了可能である！

■内科的治療
経動脈的塞栓術

- 画像検査の手技を応用し,治療的な処置を行う技術をinterventional radiology(IVR)という.経動脈的塞栓術はIVRの一種である.

目的
- 血管造影の手技を利用して動脈を閉塞させ,疾患の治療を行う.

適応
- 消化器の領域では,肝腫瘍(原発性,転移性),消化管出血,胆道出血などが適応である.外科的処置の不可能な例が対象であるが,患者の負担が少ないことから,手術が可能な例にも行われるようになってきた.

方法
① 血管造影検査(p.82)で述べた手技に従い,造影検査を行って腫瘍や出血の存在を確認する(図1).
② 目的とする血管にカテーテルを進め,ゼラチンスポンジや金属コイルなどの塞栓物質を血管内に注入して閉塞させる(図2).
③ 対象が腫瘍であれば,塞栓前に抗癌剤を注入することが多い.
④ 血管が細い,屈曲が強いなどの場合は手技が困難で,高度なテクニックが必要とされる.

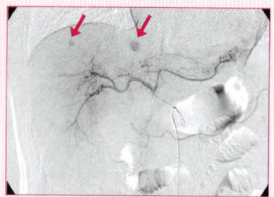

■図1 肝細胞癌の症例の固有肝動脈造影
肝に腫瘍濃染像(矢印)がみられる.

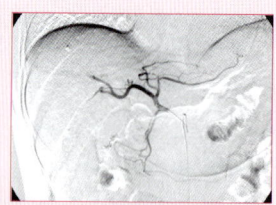

■図2 経動脈塞栓術後の固有肝動脈造影
肝細胞癌の腫瘍濃染は消失している.

> **ココがポイント!** 経動脈的塞栓術などのIVRは,患者の負担は少ないが高度な技術を必要とする!

●内科的治療の看護のポイント

治療前
- 全身状態の観察，管理．
- 治療前オリエンテーション（治療前後の過程と注意点など）．

治療後

【合併症に対する注意点】

1. 出血
- 内視鏡的治療や経皮経肝的治療後は，消化管出血や腹腔内出血の可能性があるため，安静を守り，全身状態の観察を行う．特に肝疾患などにより出血傾向のある患者の場合は注意が必要である．
- **観察項目**：血圧，脈拍，経皮的酸素飽和度，悪心，胃部不快感，腹痛，腹部膨満感，めまい，四肢冷汗，発熱，尿量減少，ドレーンからの出血など．
- 吐血，下血時は血液の性状と量を確認する．

2. 感染
- 腹膜炎，胆囊炎，胆管炎などの徴候に注意する．
- **観察項目**：発熱，腹痛，悪寒戦慄，呼吸困難，血液データ（白血球数，CRPなど）．
- ドレーンが挿入されている場合，ドレーンからの排液量と性状，挿入部位の皮膚の状態（発赤，腫脹，疼痛など）を観察する．

3. 消化管穿孔
- 内視鏡操作や経皮的操作により，腸管穿孔や胆囊穿孔の合併症を起こす可能性がある．
- **観察項目**：腹痛，悪心・嘔吐，胃部不快感，腹部膨満感，発熱，腹部X線写真など．

【食事指導】
- 治療後も食事制限が必要となる場合がある．指示が守れるように必要性を十分に説明する．
- 食事を開始するときは，消化の良い食品を選択する．

放射線治療（食道，胆膵癌）

- 放射線治療単独ではなく，放射線治療の効果を増強させるため化学療法を併用する化学放射線療法が現在では一般的．

目的
- 切除不能な癌を縮小させることによる症状の緩和，生存期間の延長．
- 化学放射線療法による根治（胆膵癌では不可能に近いが，放射線感受性の高い食道癌では可能性がある，**表1**）．
- 手術の成績を向上させる目的で，手術と組み合わせて（術前，術中，術後に）化学放射線療法を施行することもある．

■表1 併用する抗癌剤
食道癌：5-FU，シスプラチン，ドセタキセル水和物など
膵癌，胆道癌：5-FU，塩酸ゲムシタビンなど

適応
- **切除不能癌**：T4食道癌には第一選択．また局所進行切除不能膵癌にも第一選択と考えられている．
- **切除可能病変への根治的化学放射線療法**：食道癌では化学放射線療法で根治の可能性があるため，患者が希望する場合や手術困難な合併症のある場合に行われる．
- **局所進行癌に対する補助療法**：手術のみでは局所制御に不安が残る進行癌の場合，術前，術中，術後に化学放射線療法を併用する場合がある．

方法
①**外部照射**：月曜から金曜まで1.8～2Gy/日の照射量で計50～60余Gy（5～7週間）までを体外から照射する．最近では，隣接臓器への被曝を避けるために三次元原体照射（3D-CRT）や強度変調放射線治療（IMRT）という照射方法が用いられることもある．

②**腔内照射**：管腔臓器癌（胆管癌，食道癌など）に対し，管腔内に放射線が出る物質を挿入し，身体の内部から照射する．

③**術中照射**：膵癌，胆道癌の手術中に，全身麻酔のまま放射線

> **ココがポイント！** 過剰照射回避のため，放射線治療の既往を正確に把握し，既往患者には晩期合併症が潜んでいないかを疑う！

方法
治療室で切除部位に20〜25Gy照射する.放射線に弱い小腸を照射野から外すことができる.

合併症

■早期合併症
- **放射線宿酔**：悪心,食欲不振,倦怠感を高頻度に認めるが治療中断となることはまれ.
- **血液毒性**：白血球減少,血小板減少,貧血も高頻度に認める.特に化学療法を併用する場合には注意が必要.
- **皮膚炎（皮膚障害）**：一種の日焼け.照射部位への刺激を避ける.炎症がひどい場合にはステロイド入り軟膏を塗布する.
- **消化管粘膜障害**：放射線性食道炎,胃・十二指腸潰瘍.
- **放射線性肺臓炎**など.

■晩期合併症
- 照射野となった消化管の出血,穿孔,狭窄.
- 肝動脈や門脈の狭窄,閉塞.
- 胸膜炎による慢性胸水,心外膜炎による心嚢水,心タンポナーデ,肺線維症,放射線性心筋炎,放射線性脊髄炎,甲状腺機能低下症など.
- 晩期合併症は治療に難渋することが多く,長期生存例の増加に比例して問題となってきている.

●放射線治療の看護のポイント

治療前
- 全身状態の観察,管理.
- 治療前オリエンテーション（治療の過程と注意点など）.

治療中・後

【合併症に対する注意点】

1. 造血機能の低下（血液毒性）
- 放射線により白血球,赤血球,血小板の減少をきたしやすい.血液データに注意し,貧血,出血傾向,抵抗力低下などの症状の有無を確認する.

2. 放射線宿酔
- 照射数時間後から全身倦怠感,食欲不振,悪心・嘔吐などの症状を呈する場合がある.
- 症状の多くは安静や睡眠で消失するが,嘔吐や下痢の症状が強いときは脱水や体力の消耗をきたすため,制吐薬の投与や輸液を行う必要がある.

3. 皮膚炎
- 放射線により,照射部位に発赤やびらんなど皮膚炎症状を呈

治療中・後

することがある．照射部位の皮膚の発赤，疼痛，熱感の有無などを観察し，皮膚の保護に努める．

- **予防**

①照射部位は衣類などによる機械的刺激，圧迫を避ける．
②入浴時は石鹸で洗ったり，こすったりしないようにする．
③照射前後に照射部位を冷やす．
④症状がひどい場合は，リンデロンローションなどを用いるが，照射前は避ける．

4. 消化管粘膜障害

- **予防**

①食道などへの照射時は禁煙が大切である．飲酒や刺激物の摂取も避けるように指導する．
②疼痛が強く食事摂取に影響を及ぼす場合は，食事形態を工夫する．

5. 骨折

- 骨転移部への照射では，病的骨折を引き起こすことがあるので，骨病変を把握して安静を保つ．

薬物療法

消化性潰瘍の薬剤

- 消化性潰瘍は，胃酸・ペプシンなどの攻撃因子と粘液・胃壁の血流などの防御因子のアンバランスにより発生するという「バランス説」で理解されてきたが，現在は，H.pylori感染，NSAIDsが2大要因で，胃酸がそれぞれに共通した増悪因子となって発生することが明らかになっている（図1）．

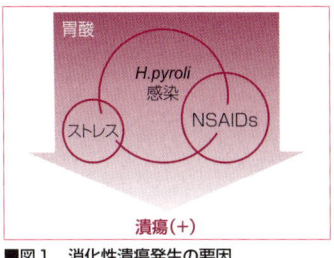

■図1　消化性潰瘍発生の要因

- 胃酸の調整や粘膜の保護を目的とした薬剤（表1）と，H.pylori除菌療法に大別される．

■ 胃酸調整薬

1. 酸分泌抑制薬

①プロトンポンプ阻害薬（PPI）

- 壁細胞がH^+を分泌する最終段階に関与するプロトンポンプを特異的に阻害する非常に強力な酸分泌抑制薬である．
- オメプラゾールとランソプラゾールには注射薬がある．主に肝排泄性であるため，腎機能低下例にも使いやすい．

②H_2ブロッカー（H_2RA）

- PPIに次ぐ強力な酸分泌抑制薬．壁細胞のH^2受容体に対し，ヒスタミンと拮抗する．経口薬，注射薬ともに種類もそろっているが，腎排泄性であるため，腎機能低下例には注意が必要．

③その他

- 抗ガストリン薬，抗コリン薬，抗ムスカリン薬などがあるが，酸分泌抑制作用は弱く，現在はH_2RAやPPIが主流である．

> **ココがポイント！** 現在，胃・十二指腸潰瘍の治療はピロリ菌除菌が主流である！

■表1 消化性潰瘍の薬剤一覧

分類			一般名(商品名)
胃酸調整薬	酸分泌抑制薬	プロトンポンプ阻害薬	オメプラゾール(オメプラール®),ランソプラゾール(タケプロン®),ラベプラゾールナトリウム(パリエット®)
		H₂ブロッカー	シメチジン(タガメット®),塩酸ラニチジン(ザンタック®),ファモチジン(ガスター®),塩酸ロキサチジンアセタート(アルタット®),ニザチジン(アシノン®),ラフチジン(プロテカジン®)など
		その他	抗ムスカリン薬(ガストロゼピン®),抗コリン薬(ブスコパン®),抗ガストリン薬など
	酸中和薬		炭酸水素ナトリウム,酸化マグネシウム(マグラックス®),水酸化アルミニウムゲル(マックメット®),沈降炭酸カルシウム,合成ケイ酸アルミニウムなど
粘膜保護薬	粘膜抵抗強化薬		スクラルファート(アルサルミン®),ポラプレジンク(プロマック®),ゲファルナート(ゲファニール®),エカベトナトリウム(ガストローム®),アルギン酸ナトリウム(アルロイドG®)
	粘液産生・分泌促進薬		テプレノン(セルベックス®),レバミピド(ムコスタ®),プラウノトール(ケルナック®)
	プロスタグランジン(PG)製剤		ミソプロストール(サイトテック®),エンプロスチル(カムリード®)
	胃粘膜微小循環改善薬		塩酸セトラキサート(ノイエル®),塩酸ベネキサートベータデクス(ウルグート®)

2. 酸中和薬

- 即効性があるが作用時間が短い。一般に,アルミニウム塩は便秘,マグネシウム塩は下痢を起こしやすい。

■粘膜保護薬

- 潰瘍治癒の質を高める効果や自覚症状の改善効果を有する。

単剤で酸分泌抑制薬を上回る効果を有する薬剤はなく，酸分泌抑制薬と併用投与されることが多い．
- プロスタグランジン（PG）製剤はNSAIDs潰瘍に有効な薬剤であるが，下痢や腹痛などの出現頻度が高く，子宮収縮作用があるので妊婦には禁忌である．

■ *H.pylori*除菌療法

- 胃潰瘍・十二指腸潰瘍に対する*H.pylori*除菌療法が保険適用となっており，潰瘍の治癒促進と再発予防に有効である．
- 除菌に成功すると潰瘍再発は著明に抑制される．
- 現在はPPI 1剤にAMPC（アモキシシリン）とCAM（クラリスロマイシン）の抗菌薬2剤を併用した除菌療法が行われ，全体で80〜90％の除菌成功率が得られている．

肝・胆・膵の薬剤

肝臓疾患

■ ウイルス性慢性肝炎

【抗ウイルス薬】
1. C型肝炎
《インターフェロン（IFN）製剤》

特徴 α型（天然型α，遺伝子組換えα-2a，α-2b，コンセンサスIFN，PEG-IFN）とβ型がある．最近ではウイルス駆除率の低い1b遺伝子型・高ウイルス量の患者にPEG-IFN（ポリエチレングリコール-IFN；α-2a，α-2b）と抗肝炎ウイルス薬（リバビリン）が併用されるようになりHCVの駆除率が向上した

適応 C型肝炎（慢性B型肝炎）

用法・用量 α型：筋注，皮下注．PEG-IFNは週に1度の投与．β型：静注

禁忌 小柴胡湯投与中，自己免疫性肝炎など

注意 週1回投与のPEG-IFNではリバビリンを併用（HCVのウイルス型や量，初回治療か再治療かなどにより種類や投与

期間が異なる）
[副作用] 発熱，間質性肺炎，重篤なうつ，自殺企図，糖尿病，貧血，血小板減少，脱毛，蛋白尿，甲状腺機能異常，眼底異常など．副作用は多彩であり少しの変化もチェックしておく

《リバビリン（レベトール®，コペガス®）》
[適応] IFNα-2aもしくは2bと併用，単独投与は無効
[用法・用量] 1日600mg〜1,000mg内服，分2
[禁忌] 妊娠の可能性のある女性（パートナー含む），授乳婦，下記副作用に該当する患者など
[注意] 副作用の観点から患者の言動を注意深く観察することが求められる
[副作用] 貧血，白血球減少，血小板減少，抑うつ，自殺企図，幻覚，妄想，昏迷，肝障害など

2. B型肝炎

《ラミブジン（ゼフィックス®）》
[特徴] B型肝炎ウイルスの増殖を伴い，肝機能の異常が確認されたB型慢性肝炎における肝機能，肝組織の改善
[適応] B型肝炎ウイルス増殖と肝機能異常におけるウイルスマーカー，肝機能，肝組織像の改善
[用法・用量] 1日1回100mg内服
[禁忌] 本剤過敏症
[注意] ラミブジンは3年間で約半数に耐性株が出現する．内服中止により肝炎重症化が認められることがある．ST合剤（バクタ）と併用注意（本剤の血中濃度上昇の可能性あり）
[副作用] 重篤な血液障害（汎血球減少），膵炎，腎障害，肝障害など

《アデホビルピボキシル（ヘプセラ®）》
[特徴] ラミブジン投与中のB型肝炎ウイルス増殖を伴う肝機能異常時に併用される
[適応] B型肝炎ウイルス増殖と肝機能異常
[用法・用量] 1日1回10mg
[禁忌] 本剤過敏症
[注意] イブプロフェンと併用注意（本剤の血中濃度上昇の可能性あり）
[副作用] 重篤な血液障害（汎血球減少），膵炎，ニューロパシー，

錯乱，痙攣，心不全，横紋筋融解症

《エンテカビル水和物（バラクルード®）》

[特徴] ラミブジン耐性B型肝炎ウイルスにも効果あり，耐性化の頻度が低い

[適応] B型肝炎ウイルス増殖と肝機能異常

[用法・用量] 0.5mgを1日1回，空腹時（食後2時間以降かつ次の食事の2時間以上前）に内服．ラミブジン不応患者には，1mgを1日1回経口投与することが推奨される

[禁忌] 本剤過敏症

[注意] 投与中止により肝機能の悪化もしくは肝炎の重症化を起こすことがある

[副作用] 頭痛，下痢，鼻咽頭炎，リパーゼ増加，ALT（GPT）上昇，血中ブドウ糖増加，AST（GOT）上昇，血中ビリルビン増加

【肝庇護薬】

1. グリチルリチン製剤

《強力ネオミノファーゲンC®》

[適応] 慢性肝疾患における肝機能異常の改善，湿疹，皮膚炎，蕁麻疹，薬疹，中毒疹

[用法・用量] 1日1回40mL静注．2週間投与し改善しない場合はALT値80以下を目標に60～100mLへ増量する

[禁忌] アルドステロン症，ミオパシー，低K血症

[注意] 急速な中止でリバウンドあり．静注時に咳が出ることがある

[副作用] 偽アルドステロン症（低K血症，高血圧，浮腫，こむら返り）

《グリチロン®》

[適応] 慢性肝疾患における肝機能の改善

[用法・用量] 1回2～3錠，1日3回食後経口投与，適宜増減

[禁忌] 肝硬変末期，アルドステロン症，ミオパシー，低K血症

[副作用] 偽アルドステロン症

2. ウルソデオキシコール酸（ウルソ®）

[特徴] 利胆作用，胆汁うっ滞改善作用，肝機能改善作用

[適応] 慢性肝疾患における肝機能の改善，胆道（胆管，胆嚢）

系疾患および胆汁うっ滞を伴う肝疾患,原発性胆汁性肝硬変における肝機能の改善

[用法・用量] 1日150〜900mg,分3(飲み忘れを減らすために分1とすることもある)

[禁忌] 劇症肝炎,完全胆道閉塞

[注意] 経口糖尿病薬併用で作用増強,コレスチラミン・制酸薬併用で作用減弱

[副作用] 下痢,瘙痒感,発疹,間質性肺炎

■ 慢性胆汁うっ滞症(原発性胆汁性肝硬変,原発性硬化性胆管炎)

《ウルソデオキシコール酸(ウルソ®)》
⇒肝庇護薬(前項)を参照

《ベザフィブラート(ベザトール®SR)》

[適応] 保険適用なし.黄疸の瘙痒に対して使用することがある

[用法・用量] 1日400mg

[禁忌] 重篤な腎疾患(Cr.2以上など),妊婦

[注意] 他の高脂血症治療薬(HMG-CoA還元阻害薬),ワーファリン®,糖尿病治療薬(SU剤),陰イオン交換樹脂剤との併用

■ 自己免疫性肝炎

《プレドニゾロン》

[用法・用量] 1日30〜60mgより開始し後日漸減していく.維持は5〜10mg/日

[原則禁忌] 感染症(B型肝炎など),精神病,結核,単純疱疹性角膜炎など

[副作用] ショック,感染症の増悪,糖尿病,消化性潰瘍,膵炎,精神変調,骨粗鬆症,緑内障など

《免疫抑制薬;アザチオプリン(イムラン®),6-メルカプトプリン,シクロスポリン》

[用法・用量] イムラン®1mg/kg/日,内服

[禁忌] 白血球3,000/mm^{3}以下,妊婦

[副作用] 貧血,無顆粒球症,血小板減少,出血,ショック,感染症,肝機能障害,間質性肺炎,下痢など

《ウルソデオキシコール酸(ウルソ®)》
⇒肝庇護薬(p.119)を参照

■肝硬変

1. 栄養障害

《アミノ酸製剤；①アミノレバン®EN，②ヘパンED®，③リーバクト®》

[適応] ①②肝性脳症を伴う慢性肝不全患者の栄養状態の改善．③食事摂取量十分でも低アルブミン血症を呈する非代償性肝硬変患者の低アルブミン血症の改善

[用法・用量] 水か微温湯に溶かし，①は1日3回，②は1日2回食事とともに服用，③1日3包，分3

[禁忌] ①牛乳アレルギー，②重症糖尿病，アミノ酸代謝異常，③先天性分岐鎖アミノ酸代謝異常

[注意] ①②は1日600kcal以上あり

[副作用] ①低血糖，②腹満感，下痢，③腹満感，下痢，便秘

2. 腹水・浮腫

《フロセミド（ラシックス®）》

[適応] 高血圧症，腎性・肝性浮腫，心性浮腫（うっ血性心不全）

[用法・用量] 内服は1日1回40〜80mg，注射は1日1回筋注，静注．1回500mg，1日1,000mgまで

[禁忌] 無尿，肝性昏睡，Na・K減少，スルホンアミド系過敏症，100mg注では腎肝毒性物質による腎不全循環血液量減少・血圧低下

[注意] 収縮期血圧が100mmHg以下の場合，低血圧を助長するため医師に再確認する

[副作用] ショック，再生不良性貧血，汎血球減少，無顆粒球症，低Na・K・Ca血症，難聴など

《スピロノラクトン（アルダクトンA®）》

[適応] 腎性・肝性・心性浮腫（うっ血性心不全），悪性腫瘍に伴う浮腫・腹水，高血圧症

[用法・用量] 1日50〜100mg．適宜増減

[禁忌] 無尿，急性腎不全，高K血症

[注意] 高K血症の徴候を早めに把握する

[副作用] 電解質異常，急性腎不全，女性化乳房など

《トリアムテレン（トリテレン®）》

[特徴] 適応・注意・副作用はスピロノラクトン同様．ただし女性化乳房の副作用はない

[用法・用量] 1日50〜200mg，分2〜3

《カンレノ酸カリウム（ソルダクトン®）》

[適応] スピロノラクトンと同様で，内服困難な場合

[用法・用量] ブドウ糖液，生食液10〜20mLに溶解して1日1〜2回，1回100〜200mgをゆっくりと静注．1日600mgまで

[禁忌] 無尿，急性腎不全，高K血症

[副作用] 電解質異常

《アルブミン製剤》

[適応] アルブミン喪失，合成低下による低アルブミン血症

[用法・用量] 1日1〜2バイアル

[禁忌] 本剤過敏症

[注意] ヒトの血液が原料であることに由来して感染症を完全には除外できない旨，患者に説明する

[副作用] ショック，アナフィラキシー様症状

3. 肝性脳症

《ラクツロース製剤（モニラック®，ピアーレ®）》

[特徴] 腸内の酸性化，アンモニア吸収抑制

[適応] 高アンモニア血症に伴う精神神経障害の改善

[用法・用量] 1日30〜60mg，分3

[禁忌] ガラクトース血症

[注意] 脳症の急性期には300〜500mL注腸（保険適用外）することがある

[副作用] 下痢など

《アミノレバン®点滴》

[適応] 慢性肝障害時の脳症の改善

[用法・用量] 1回500〜1,000mL，点滴静注

[禁忌] 重篤な腎障害，肝障害以外のアミノ酸代謝異常症

[副作用] 低血糖，高アンモニア血症

《硫酸カナマイシン（カナマイシン®）》

[特徴] 腸内細菌でのアンモニア産生を抑制する．経口ではほとんど吸収されない

[用法・用量] 2〜4g，分3

[禁忌] アミノグリコシド系薬過敏症

[副作用] 食欲不振，下痢，難聴，腎障害など

4. 門脈圧亢進症

《βブロッカー（インデラル®）》

[特徴] 門脈圧低下作用

[用法・用量] 1日30～40mg，分3

[禁忌] 気管支喘息，糖尿病性ケトアシドーシス，徐脈，房室ブロック，洞房ブロック，心原性ショックの患者など

[注意] 脈拍測定などを毎日行い徐脈に注意

[副作用] うっ血性心不全，徐脈，房室ブロック，無顆粒球症，血小板減少，紫斑病，気管支痙攣，呼吸困難

[併用禁忌] メレリル，マクサルト

《バソプレシン（ピトレシン®）》

[特徴] 門脈圧低下作用

[適応] 食道静脈瘤出血の緊急処置，下垂体性尿崩症

[用法・用量] 20単位を5％ブドウ糖液100～200mLに溶解し，10～30分かけて点滴静注

[禁忌] 冠動脈硬化症（心筋梗塞，狭心症など），急速な細胞外水分の増加が危険となるような病態（心不全，喘息，妊娠中毒症，片頭痛，てんかんなど）

[副作用] ショック，横紋筋融解症，心不全，心拍動停止，精神錯乱，昏睡など

□ 胆道疾患

1. 催胆薬

《ウルソデオキシコール酸（ウルソ®）》

[適応] 胆石溶解薬として使用⇒肝庇護薬（p.119）を参照

《ケノデオキシコール酸（チノ®）》

[適応] 外殻石灰化を認めないコレステロール系結石の溶解

[用法・用量] 1日300～400mg，2～3回，1日600mgまで

[禁忌] 重篤な肝・胆道・膵障害，妊婦

[副作用] 肝機能異常，下痢，便秘など

2. 排胆薬

《フロプロピオン（コスパノン®，スパネート®）》

[特徴] オッディ括約筋弛緩作用，鎮痙作用

[適応] 胆道ジスキネジー，胆石症，胆嚢炎，胆管炎，胆嚢摘出

後遺症
[用法・用量] 1回40〜80mg，1日3回
[副作用] 悪心，胸やけ，発疹

□膵疾患

■膵炎治療薬

1. 急性膵炎

《メシル酸ガベキサート（エフオーワイ®）》
[適応] 急性膵炎（術後含む），DIC
[用法・用量] 点滴静注，100〜600mg（膵炎），20〜39mg/kg（DIC）
[禁忌] 本剤過敏症
[注意] 他剤と配合変化あり．静脈炎や漏出による潰瘍・壊死の可能性あり．100mgあたり50mL以上の輸液で点滴静注
[副作用] 悪心，血管痛，過敏症状，血圧低下

《メシル酸ナファモスタット（フサン®）》
[適応] 膵炎，DIC
[用法・用量] 点滴静注，1日10〜20mg
[禁忌] 本剤過敏症
[注意] 完全溶解後使用
[副作用] 過敏症状，高K血症，低Na血症

《ウリナスタチン（ミラクリッド®）》
[適応] 急性膵炎（術後含む）
[用法・用量] 点滴静注，2.5万〜5万単位，1〜3回/日
[禁忌] 本剤過敏症
[副作用] ショック，白血球減少など

《シチコリン（ニコリン®）》
[適応] （術後）急性膵炎，慢性再発性膵炎の急性増悪期
[用法・用量] 1日1回100mg，2週間連日注
[副作用] ショック，一過性の血圧変動

《鎮痛薬（コスパノン®，ブスコパン®，インダシン®など）》
[特徴] オッディ筋緊張解除にコスパノン®など，膵外分泌抑制作用・鎮痙作用にブスコパン®など，その他の疼痛にNSAIDsが用いられる

2. 慢性膵炎

《メシル酸カモスタット（フオイパン®）》
[適応] 慢性膵炎における急性症状の緩和，術後逆流性食道炎
[用法・用量] 経口投与，膵炎は1日600mg/日，術後逆流性食道炎は300mg/日
[注意] 噛み砕くと苦味が強いため，速やかに飲み込むこと
[副作用] 血小板減少，瘙痒，発疹

《抗潰瘍薬，胃酸分泌抑制薬（ガスター®など）》
[特徴] 消化性潰瘍予防と胃酸分泌の抑制により消化性潰瘍の予防や膵の安静に努める（p.115参照）

■ 膵癌治療薬

《塩酸ゲムシタビン（ジェムザール®）》
[適応] 膵癌，胆道癌
[用法・用量] 1回1000mg/m²（体表面積）を30分かけて点滴静注．週1回3週連続，4週目休薬
[禁忌] 高度な骨髄抑制，間質性肺炎，肺線維症，胸部への根治的放射線治療中，重症感染症，妊婦
[注意] 200mgバイアルは5mL以上，1gバイアルは25mL以上の生食で溶解．投与時間により副作用が発現しやすいため時間を厳守
[副作用] 骨髄抑制，皮疹，間質性肺炎，アナフィラキシー様症状，心筋梗塞，うっ血性心不全など

《ティーエスワン®》
[適応] 膵癌，胆道癌，胃癌など
[用法・用量] 朝食後及び夕食後の1日2回，28日間連日経口投与し，その後14日間休薬する．これを1クールとして投与を繰り返す
[併用禁忌] 他のフッ化ピリミジン系抗悪性腫瘍薬，これらとの併用療法（ホリナートカルシウム・テガフール・ウラシル療法など），抗真菌薬のフルシトシンと併用した場合，血中フルオロウラシル濃度が著しく上昇し致命的となるおそれがある
[副作用] 赤血球減少，白血球減少，ヘモグロビン減少，食欲不振，悪心，倦怠感，色素沈着，下痢，口内炎，LDH増加，血中ビリルビン増加，発疹，AST・ALT増加，血小板数減少

●薬物療法の看護のポイント

投与前
- それぞれの薬剤の作用，副作用，服用方法などを十分に患者に説明する．

投与中・後

1. 消化性潰瘍治療薬
- ①プロトンポンプ阻害薬（オメプラール®，タケプロン®，パリエット®など），②ヒスタミンH_2受容体拮抗薬（タガメット®，ザンタック®，ガスター®，アルタット®など），③選択的ムスカリン受容体拮抗薬（ガストロゼピン®など）
- 悪心・嘔吐の症状が強く，内服できないときには，静脈内注射により投与する．
- 消化性潰瘍は，完全な治癒を確認せずに服薬を中断すると再発することが多い．自覚症状がなくなったからといって，自己判断で服薬を中止しないように指導する．
- 規則正しい生活を送り，十分な睡眠を取ってストレスを解消できるように生活指導もあわせて行う．

2. インターフェロン療法
- インターフェロンは，抗ウイルス作用をもつ生体内の物質で，サイトカインの一種である．細胞増殖抑制作用，抗腫瘍作用，免疫調節作用，細胞分化誘導作用などがある．
- 副作用の観察

  発熱：副作用で最も多いのが発熱である．治療開始日から熱型表を記入して熱型を把握し，解熱薬の使用方法および使用するタイミングを指導する．

  食思不振・悪心：食欲の変化，食事量，体重の変化，嗜好について確認し，食事摂取量が維持できるように工夫する．

  精神症状：抑うつなどの精神症状を呈する場合があるので，不眠・不定愁訴などの有無を確認し，睡眠がとれるように援助する．

  発疹：投与開始後1週間前後に皮疹がみられることがある．軽度の皮疹では抗ヒスタミン薬での対症療法を行うことが多い．

  血液障害：連日投与を行う場合に，血小板や白血球の減少がみられることが多い．特に血小板が減少すると出血傾向が現れるので血液データの推移に注意が必要である．

- インターフェロン導入後は，外来通院で治療を継続していくことが多い．治療について十分に理解し，自己判断で外来通院や内服を中断しないように継続の必要性を説明する．

輸血療法

目的
- 血液中の成分を補充し，全身状態の改善を図る．輸血血液成分により，表1のように分類される．
- **赤血球輸血**：末梢循環系へ十分な酸素を供給する．
- **血小板輸血**：血小板成分を補充することで止血または出血防止を図る．
- **新鮮凍結血漿**：凝固因子の補充による止血効果．
- **アルブミン製剤**：血漿膠質浸透圧を維持することにより循環血漿量を確保する．
- **自己血輸血**：同種血（他人の血液）輸血による種々の副作用が報告されている．これを避けるために手術に際して患者自身の血液（自己血）を輸血する．

■表1 輸血血液成分などによる分類

1. 全血輸血
2. 成分輸血
    1. 濃厚赤血球
    2. 白血球濃厚液
    3. 濃厚血小板液
    4. 新鮮凍結血漿
    5. 血漿アルブミン
    6. フィブリノゲン
    7. 第Ⅷ因子，Ⅸ因子，抗血友病因子
    8. 免疫グロブリン
3. 自己血輸血

適応
- 全身状態が良好な場合はヘモグロビン（Hb）値6g/dL以下が輸血の目安となる．
- 循環動態が変動しやすい外傷性出血，消化管出血，腹腔内出血などの急性出血の場合には循環動態に応じ，より積極的に行う．
- 慢性出血性貧血では体内の代償機構が働くため症状が出現することは少ないが，Hb値6g/dL以下となれば輸血を行う．

ココがポイント！
- **異型輸血は典型的な医療過誤である．間違いようのないシステムの構築とその遵守を！**
- **輸血は限りある資源であり，輸血の副作用も常に考慮して必要最小限の使用にとどめる！**

適応

- **血小板輸血**：活動性出血，外科手術，播種性血管内凝固，抗癌剤投与後などで血小板が減少した場合．
- **新鮮凍結血漿**：多量に出血した際の凝固因子欠乏に対して補充される．PTは30％以下，APTTは各医療機関における基準の2倍以上を上限の目安とする．
- **アルブミン製剤**：急性の低蛋白血症に基づく病態，または他の治療法では管理が困難な慢性低蛋白血症に使用する．さらに，循環血液量の50％以上の出血が疑われる場合や血清アルブミン濃度が3.0g/dL未満の場合にも使用する．
- **自己血輸血**：循環血液量の15％以上を失うことが予想される手術に対して行われる．

方法

- 患者の血液型を判定し，輸血製剤と交差適合試験で問題がないことを確認したうえで赤血球輸血を行う．
- 通常，18〜19Gの針を使用し，決められた輸血量，輸血速度を守って輸血する．
- 急性出血の場合は，血圧低下，頻脈，呼吸促迫などの症状が出現し，場合によってはショック，心停止となる場合があるため，速やかに輸血を行う．特に，ショックの場合は赤血球輸血のポンピングを行いながら，原因に対して速やかに対応する．
- 慢性出血性貧血に対しては，Hb値10g/dLまでゆっくり補充する．
- **自己血輸血**：術前貯血式が最も汎用性のある方法であり，術前3〜4週間前に400mLの採血を2〜3回行う．Hb値が低ければ，エリスロポエチン製剤を使用して赤血球産生能を高める．

●輸血療法の看護のポイント

輸血前

- 体温，脈拍，血圧などのバイタルサインを観察し，輸血前後の過程，副作用について説明する．
- 血液型を確認する．

輸血中・後

- 輸血開始後5〜15分間は特に副作用が出現しやすい．滴下速度をゆっくりにし，副作用症状の有無を十分に観察する．
- 開始15分後，終了後にも体温，脈拍，血圧を測定し，副作用の有無を観察する．

輸血中・後

- **観察項目**
  ①**輸血開始直後**：血管痛，血管に沿った熱感・腫脹，顔面紅潮など
  ②**輸血中～終了後数時間**：悪寒戦慄を伴う体温上昇，胸部不快，胸背部痛，発疹，皮膚瘙痒感，不整脈，血圧低下，全身倦怠感，しびれ，QT延長，頸静脈怒張，頻脈，チアノーゼ，冷汗，呼吸困難，ショックなど．
- 副作用が生じた場合は，その場で輸血を中止して医師に報告し，指示を確認する．悪寒，発熱，ショック，前胸部痛など重篤な症状が発現した場合は，特に速やかな対応，治療が必要となる．
- 高齢者や心機能の低下している患者の場合，急速に輸血を行うと肺水腫や心不全を引き起こすことがあるので，特に輸血速度に注意する．

【輸血後移植片対宿主病（GVHD）】
- 輸血された供給者由来のリンパ球が，受血者組織に生着・増殖し，その体組織を攻撃・破壊するために起こる．
- 輸血後7～10日から，体温上昇，下痢，肝機能障害，汎血球減少などの症状が出現し，多臓器不全状態に陥る．
- 予防策として，自己血輸血を行うか，放射線照射輸血製剤を用いる．

【輸血後感染症（HIV，肝炎ウイルスなど）】
- 輸血後すぐに症状が現れるわけではないため，定期検査を行い，経過を観察する．

輸血療法

化学療法（抗癌剤）

■食道癌

目的	●腫瘍縮小効果，延命効果，症状緩和など．しかし，化学療法単独による根治は困難である．
適応	●切除不能，再発，転移症例　●術前後の補助化学療法 ●放射線治療との併用化学療法
方法	●**5-FU＋シスプラチン併用（FP）療法**：現在の標準治療． ●**DCF療法**：FP療法にドセタキセル水和物を併用投与する．

■胃癌

目的	●新規抗癌剤の開発によって高い効果が得られるようになったが，治癒に至ることは困難．
適応	●切除不能進行胃癌　●再発癌　●非治癒切除症例 ●術後補助化学療法：Stage Ⅱ以上の患者
方法	●**TS-1治療**：日本での標準治療． ●TS-1®にシスプラチン，パクリタキセル，ドセタキセル水和物，塩酸イリノテカンなどを併用することもある． ●TS-1®は経口抗癌剤のため，経口摂取ができない患者では，5-FU，パクリタキセル，ドセタキセル水和物，塩酸イリノテカンなどを考慮する．

■大腸癌

目的	●延命効果を図るため．欧米を中心に分子標的治療薬を含んだ多くの臨床試験が行われ，生存期間が飛躍的に向上している．
適応	●切除不能大腸癌　●再発大腸癌 ●術後補助化学療法：Stage Ⅲ（Ⅱ）以上の患者

> **ココがポイント！** 消化器癌化学療法では効果と副作用のバランスが大切で，副作用対策を熟知することが必要である！

医師からのワンポイント

化学療法実施の際に留意すべきこと

①抗癌剤の有効性と副作用のバランスを常に考える（図）．
②消化器癌に対する化学療法の主な目的は生存期間の延長，QOLの向上，症状緩和であることをよく理解する．
③抗癌剤の効果を高め，治療を長く続けるためには以下の支持療法が非常に重要である．
- 悪心・嘔吐に対する5-HT₃受容体拮抗薬の投与
- 骨髄障害に対するG-CSF製剤の使用
- 好中球減少時に発生した原因不明の発熱に対する抗菌薬使用ガイドラインの理解
- 下痢・口内炎対策

④抗癌剤治療の原則である以下を守る．
- 使用するレジメンが標準的治療またはそれに準じる治療として確立していること
- 患者のPS（p.132のMEMO参照），栄養状態が良好なこと
- 化学療法に耐えうる臓器機能（骨髄，腎，肝，心，肺機能など）があること
- インフォームド・コンセントが得られていること

⑤リスクマネジメント：化学療法によって起こりうる医療事故に熟知し，対策を講じる．
- 医療従事者に対する教育
- 抗癌剤用量，最大用量の確認
- 処方用語，薬剤量単位の統一
- 患者への説明，教育
- 医療従事者間，医療者-患者間のコミュニケーションの向上
- クリティカルパスの活用

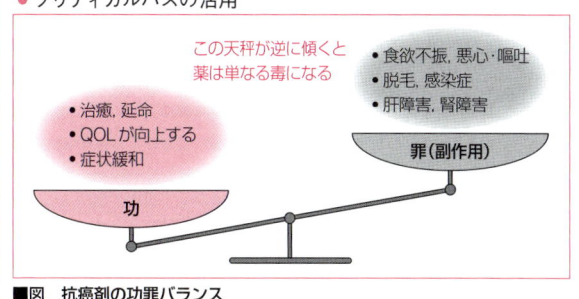

■図　抗癌剤の功罪バランス

方法	・5-FU/LV（レボホリナートカルシウム）にイリノテカンかオキサリプラチンをうまく組み合わせることにより，20か月以上の生存期間を得られるようになった． ・FOLFILI：イリノテカン+5-FU/LVの3剤併用療法． ・FOLFOX4（6, 7）：オキサリプラチン+5-FU/LVの3剤併用療法．量，投与方法の違いにより，いくつかのレジメンがある． ・5-FU/LV，UFT/LV：Stage Ⅲの術後補助化学療法に使用． ・カペシタビン，TS-1®：経口フッ化ピリミジン製剤．治療成績はUFT/LVとほぼ同等とされる． ・ベバシツマブ：血管新生阻害作用をもつ分子標的治療薬．抗癌剤と併用することで生存期間の延長を認める．

■肝細胞癌

目的	・切除不能例に対し，生存期間の延長を図るため，全身化学療法も行われるが，肝動脈化学塞栓療法（TACE）や動注療法が一般的である．
適応	・TACE，動注療法 ・遠隔（肺・骨など）転移時の全身化学療法
方法	・全身化学療法：ほとんどの症例で肝硬変などの肝機能障害を併発しているため，強力に行うことは困難である．

MEMO
PS (Performance Status)

日本臨床腫瘍研究グループ（JCOG）が和訳したECOG（アメリカの腫瘍学の団体の一つ）が決めた規準．全体状態を0〜4で表し，化学療法を実施するか否かを判断する指標となる．

0	全く問題なく活動できる．発症前と同じ日常生活が制限なく行える
1	肉体的に激しい活動は制限されるが，歩行可能で，軽作業や座っての作業は行うことができる．例：軽い家事，事務作業
2	歩行可能で，自分の身のまわりのことはすべて可能だが，作業はできない．日中の50％以上はベッド外で過ごす
3	限られた自分の身のまわりのことしかできない．日中の50％以上をベッドか椅子で過ごす
4	全く動けない．自分の身のまわりのことは全くできない．完全にベッドか椅子で過ごす

| 方法 | - **TACE**：塩酸エピルビシン，MMC（マイトマイシンC），リピオドールウルトラフルイド®を選択的に肝動脈から腫瘍血管に塞栓を行いながら投与．
- **スマンクス®（ジノスタチンスチラマー）動注療法**：TACEに比べ，抗腫瘍効果，副作用とも強い．
- **白金製剤動注療法（1回動注）**：シスプラチンまたはカルボプラチンの動注． |

■膵癌

| 目的 | - 早期診断が難しいうえ，切除率は一般に20～30％と低く，また根治切除が行われても再発率がきわめて高い．多くの患者に対し，生存期間の延長，症状緩和を図るために行われる． |

| 適応 | - 切除不能進行膵癌   - 再発症例
- 非治癒切除症例 |

| 方法 | - **塩酸ゲムシタビン単独投与**：現在の標準治療．
- 塩酸ゲムシタビンと他剤との併用投与．
- TS-1®単独投与． |

■胆道癌

| 目的 | - 一般に切除不能進行癌への延命効果，症状緩和を図るために行われる．しかし，十分なエビデンスがなく，標準治療となるレジメンはない． |

| 適応 | - 切除不能進行癌   - 再発症例
- 非治癒切除症例 |

| 方法 | - 数多くの多剤併用化学療法が試みられた結果，最近では塩酸ゲムシタビンを中心とした併用療法が行われつつある．
- 現在日本で胆道癌に対し保険適用が承認されている薬剤は，塩酸ゲムシタビンのほか，UFT，ドキソルビシン，シタラビンである． |

●化学療法（抗癌剤）の看護のポイント

| 治療前 | - 医師の説明内容を確認し，患者・家族が以下の①～⑦についてどのように理解しているかを把握する．また，治療同意書を確認する． |

治療前

- ①病名,②病状(癌の広がり),③治療目的,④治療の内容・計画,⑤治療により期待される効果,⑥治療を行わなかった場合の予後と代替療法,⑦化学療法による有害事象と対策.
- リスク因子(全身状態,各臓器の機能,既往歴・合併症,アレルギー),治療内容(レジメン名,治療日,クール,使用薬剤の量・投与経路・投与時間,投与順番,前投薬の有無,起壊死性抗癌剤*使用の有無,補液の有無)を確認する.
- 予測される有害事象の出現時期・持続期間とその対策について,日常生活への影響の観点から説明する.患者のセルフケア状況,心理状態を把握し,患者自身が対処できることを考え,指導する.また,社会・経済的不安などがある場合は,社会資源を紹介するなど治療に関する患者の不安が軽減できるようにする.
- 治療内容により,適切な輸液セットを準備する.治療開始前にバイタルサイン,必要時体重を測定する.

治療中

- 定期的に一般状態,点滴の滴下状況の観察を行う.気になることがあれば,すぐに看護師に報告するよう患者に伝えておく.
- 血管外漏出や過敏反応出現時は,点滴を止め,医師に報告し,施設の基準に従って対処する.

治療後

- 使用する抗癌剤の種類や量,併用の有無,治療回数などにより,発現しやすい有害事象は異なり,個人差も大きい.有害事象の発現時期を予測しながら,観察を継続的に行い,同時に患者が報告・対処できるよう教育する.
- 表1に抗癌剤に共通する主な有害事象と発現時期を示す.

■表1 抗癌剤による主な有害事象と発現時期

発現時期	主な有害事象
投与後〜数日	発熱,悪心・嘔吐,皮膚の発赤・蕁麻疹,かゆみ
投与翌日〜1週間くらい	食欲不振,嗜好の変化,悪心・嘔吐,下痢,腹痛,腹部膨満感,便秘,全身倦怠感,味覚異常,口内炎,口腔内の乾燥
1週間後〜数週間くらい	骨髄抑制(好中球減少,血小板減少),感染(発熱,歯肉炎,咽頭炎,膀胱炎,腸炎),脱毛,血管炎
数週間〜数か月	貧血,色素沈着,爪の変形,手足などの皮膚の角化,亀裂
数か月以降	末梢神経障害の持続,嗅覚の低下,味覚の変化の持続,下肢の筋肉のこわばり,肺障害,腎障害,心機能の低下

* 起壊死性抗癌剤(vesicant drug):少量の血管外漏出でも紅斑,発赤,腫脹,水疱性皮膚壊死を生じ,難治性の潰瘍を形成する可能性のある抗癌剤.

NST（栄養サポートチーム）

- 栄養管理はすべての疾患治療の基本であり，適切な栄養管理を行ってこそ，治療効果も期待できる．この栄養管理を効果的に行う病院全体のチーム医療体制がNSTであり，医師，看護師，薬剤師，管理栄養士，検査技師，事務職員などから構成される．

目的
- 適切な栄養管理が行われるように以下の業務を通じてバックアップする．
①個々の症例で，栄養管理が必要か否かの判定．
②適切な栄養管理の提言．
③栄養管理に伴う合併症の予防，早期発見，治療．
④栄養管理上のコンサルテーション．
⑤新しい知識，技術の紹介，啓発．

適応

全入院患者
→ **スクリーニング**（SGA（主観的包括的評価），血液生化学的データ（アルブミン値，リンパ球数など），褥瘡の有無など）
↓
栄養障害患者
→ **アセスメント**（身体計測，血液生化学的データ，臨床所見，食事摂取状況など）
↓
NST対象患者
→ **介入**（適切な栄養療法の提言）

方法
- NST業務のなかで，①NSTラウンド，②勉強会，③コンサルテーションが3本柱である．
① **NSTラウンド**：NSTメンバーがNST対象患者を定期的に回診して検討，適切な栄養療法（必要エネルギー量は？／蛋白質や脂肪の必要量は？／経腸ルートと経静脈ルートのどちらが適切か？／ビタミンや微量元素は？など）を提言する．
② **勉強会**：定期的に勉強会や症例検討会を開き，NSTメンバーだけでなく職員全体の栄養療法に関するレベルアップを図る．
③ **コンサルテーション**：NSTラウンド以外でも，病棟で問題となった栄養障害症例は，NST対象患者としてNSTメンバーが随時相談に乗る．

> **ココがポイント！** 最も重要なのは，常に「今より良い栄養状態にできるのではないか」と問い続けること！

MEMO

必要エネルギー量の計算式（Harris-Benedictによる）

- 必要エネルギー量は，基礎代謝量（BEE）×活動係数×ストレス係数で求められる．

BEE
男性　66.5＋（13.8×体重〈kg〉）＋（5.0×身長〈cm〉）－（6.8×年齢） 女性　655.1＋（9.6×体重〈kg〉）＋（1.8×身長〈cm〉）－（4.7×年齢）

活動係数
寝たきり1.1　ベッド上安静1.2　トイレ歩行1.3〜1.4

ストレス係数	
手術：マイナー1.1　メジャー1.2 感染症：軽度1.2　中等度1.4　高度1.8 骨格への外傷：1.35 術後（合併症なし）：1.0 長管骨骨折：1.15〜1.3	癌：1.10〜1.30 腹膜炎/敗血症：1.10〜1.30 重症感染症/多発外傷：1.20〜1.40 多臓器不全：1.20〜1.40 熱傷：1.20〜2.00

MEMO

主観的包括的評価（SGA）

1. 病歴
①体重の変化
　過去6か月間の体重喪失：＿＿kg　減少率＿＿％
　過去2週間における変化：増加＿＿変化なし＿＿減少＿＿
②食物摂取における変化（通常時と比較）
　変化なし＿＿変化あり＿＿期間：＿＿週＿＿日
　タイプ：固形食＿＿完全液体食＿＿低カロリー液体食＿＿飢餓＿＿
③消化器症状（2週間以上の持続）
　なし＿＿悪心＿＿嘔吐＿＿下痢＿＿食欲不振＿＿
④機能性
　機能不全なし＿＿機能不全あり＿＿期間：＿＿週
⑤疾患および栄養必要量との関係
　初期診断＿＿＿＿＿＿＿＿＿＿
　代謝需要/ストレス：なし＿＿軽度＿＿中等度＿＿高度＿＿
2. 身体（スコアによる評価：0＝正常，1＋＝軽度，2＋＝中等度，3＋＝高度）
　皮下脂肪の減少（三頭筋，胸部）＿＿＿＿筋肉喪失（四頭筋，三角筋）＿＿＿＿下腿浮腫＿＿＿＿仙骨浮腫＿＿＿＿腹水＿＿＿＿
3. 主観的包括的評価
　栄養状態良好A＿＿＿＿中等度不良B＿＿＿＿高度不良C＿＿＿＿

5 疾患と看護のポイント

- 食道癌
- 食道裂孔ヘルニア
- 胃・十二指腸潰瘍
- 胃癌
- 大腸癌
- 潰瘍性大腸炎
- クローン病
- 腸閉塞
- 虫垂炎
- 痔核
- 慢性肝炎
- 肝癌
- 胆石症・胆嚢炎
- 胆嚢癌・胆管癌
- 急性膵炎・慢性膵炎
- 膵癌
- 腹膜疾患

上部消化管
食道癌

病態
- 男性に多く(男女比は5：1)，喫煙，飲酒，刺激性飲食物(特に熱いもの)が誘因として考えられている．
- 欧米ではバレット粘膜を背景とした腺癌が多いが，日本人はほとんどが扁平上皮癌である．発生部位は胸部中部に最も多く，次いで胸部下部，胸部上部，腹部，頸部の順．

症状
- 早期癌では無症状であることが多い．進行癌になると食べ物のつかえ感が最も多く，その他，胸骨後部痛，しみる感じなどが代表的である．腫瘍が隣接臓器に浸潤したりリンパ節転移が進行したりすると肺・気管支浸潤による咳嗽・血痰，反回神経麻痺による嗄声などを伴うようになる．

検査と診断
- つかえ感があれば最初に内視鏡検査，食道X線造影検査を行う．腫瘍の存在部位や壁内転移などを確定することができる．
- 確定診断は食道内視鏡による生検で行う．腫瘍の深達度を知るためにはEUSやCTが，リンパ節転移を知るためには超音波，CT，MRI，核医学，PETなどの諸検査が有用(**表1**)．

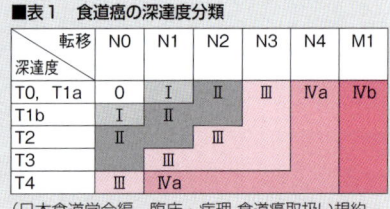

■表1　食道癌の深達度分類

深達度＼転移	N0	N1	N2	N3	N4	M1
T0, T1a	0	Ⅰ	Ⅱ	Ⅲ	Ⅳa	Ⅳb
T1b	Ⅰ	Ⅱ				
T2	Ⅱ	Ⅲ				
T3		Ⅲ				
T4	Ⅲ	Ⅳa				

(日本食道学会編，臨床・病理 食道癌取扱い規約．第10版．金原出版，2007．p.27より)

治療
- 粘膜筋板に達しないごく表在の食道癌はリンパ節転移がなく，内視鏡的粘膜切除のよい適応である．臨床的(術前)StageⅡ，Ⅲ(T4を除く)は広範なリンパ節郭清を伴う食道切除が標準治療であり，頸胸腹3領域郭清術が標準術式となっている．これらの中間に位置するStageⅠ病変に対する治療にはさまざまな意見がある．
- 気管・大動脈に浸潤している腫瘍，または広範囲にリンパ節転移を認める場合は化学療法または化学放射線療法の適応で

> **ココがポイント！** 進行度を把握し，適した治療を行えば，食道癌といえども予後を期待することができる！

治療

- ある．近年，切除可能な病変でも患者の希望により根治的化学放射線療法が行われる機会が増え，一定の成果を得ている．
- 図1に進行度に応じた治療アルゴリズムを示す．手術の前後で化学療法，あるいは化学放射線療法を併用する場合がある．
- 食道切除後の再建は通常胃を用いて行うが，使用できないときは大腸または小腸を使用することがある．再建ルートは胸骨後，後縦隔，胸壁前の3通りがある．
- 他臓器浸潤や切除に対する高リスクをもつ患者で食事が食べられない場合は，食道ステント療法が有用である．また，3か月以上予後が期待できて自宅で生活できるようであれば食道バイパス手術を行うこともある．

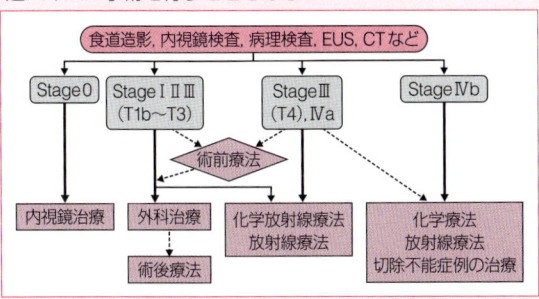

■図1 進行度に応じた治療アルゴリズム（日本食道学会編，臨床・病理食道癌取扱い規約．第10版．金原出版，2007．p.75より）

合併症

- 根治的手術を行った場合の術後合併症で遭遇するのは，出血，肺障害（肺炎，無気肺，肺水腫，肺塞栓），循環障害（血圧低下，不整脈），縫合不全，反回神経麻痺などである．
- 内視鏡的粘膜切除は，出血，穿孔，狭窄に注意する必要がある．
- 化学療法（抗癌剤）は，消化器症状（悪心・嘔吐，下痢），腎障害，骨髄抑制（白血球減少，貧血，血小板減少）などに注意する必要がある．
- 放射線療法は晩期障害として胸水，心嚢水，間質性肺炎，食道狭窄などがある．

薬剤

- 標準治療で用いる抗癌剤は，5-FU＋シスプラチンである．
- その他に最近では5-FU＋アドリアマイシン®（塩酸ドキソルビシン）＋シスプラチン，またはタキソテール®（ドセタキセル水和物）＋シスプラチン＋5-FUなどが使用される．

■上部消化管
食道裂孔ヘルニア

病態
- 食道裂孔をヘルニア門として胃の一部または大部分が胸腔内へ脱出した状態のことである.
- 脱出の仕方により3つの型がある.
  - **滑脱型**：腹部食道とともに胃が縦隔内に脱出. 最も多い.
  - **傍食道型**：腹部食道は腹腔内の正常な位置にあり, 胃が食道の前方または側方から縦隔内に脱出する.
  - **混合型**：滑脱型と傍食道型の混合.
- 多くは加齢による食道裂孔の弛緩開大, 肥満や怒責などの生活習慣による後天的要素によって発生する. 45〜50歳代以上の中高年層に多い.
- 大きな食道裂孔ヘルニアでは大部分の胃が胸腔内に入り, 軸捻転を起こすことがある（図1）.

症状
- 最も多い症状は胸やけで, 胃内容の食道への逆流によって起こり, 滑脱型に多い. 傍食道型では胃の圧排によりつかえ感が出現することがある.

縦隔内に脱出した胃

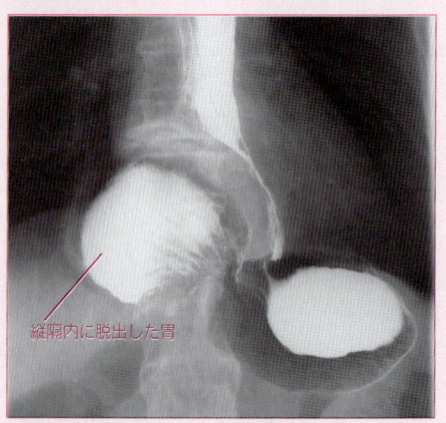

■図1 軸捻転を起こしている食道裂孔ヘルニア

ココがポイント！ 基本的には良性疾患であるため, 症状とヘルニアの大きさに応じて手術治療を考慮すること！

検査と診断
- 最も有力な診断法はバリウムによる上部消化管造影である.
- 小さなヘルニアは消化管造影で診断がつかないことがあるので内視鏡検査が必要である. また, 内視鏡によりヘルニアに伴う逆流性食道炎の程度を観察する必要がある.

治療
- 特に症状なく経過することが多い. 小さなヘルニアであれば放置して問題ない. 胸やけ症状を伴うようであれば胃酸分泌を抑えるH_2ブロッカーまたはプロトンポンプ阻害薬(PPI)で症状が緩和することが多い.
- 滑脱型で逆流症状が強い場合, 傍食道型でつかえ感が強い場合, 混合型で大腸が胸腔内へ巻き込まれている場合には手術を適応する.
- 手術の内容は, ①ヘルニア嚢の処理, ②開大した食道裂孔の縫縮, ③逆流防止機構の作製である. 開腹法では, 噴門形成として, 腹部食道を胃穹窿部でえり巻きのようにラッピングするニッセン法が代表的で主に行われてきたが, 最近は腹腔鏡的にこの手術を行えるようになり, 手術侵襲が軽減された.
- 巨大ヘルニアで胃が軸捻転した場合, 手術の時期を逸すると重篤な状態となることがある.
- 手術療法は症状を緩和し, 患者のQOLは改善する. 基本的に良性疾患であるため予後は良好である.

合併症
- 腹腔鏡下で手術した場合, 食道裂孔部の再ヘルニア, 噴門形成に伴う食道狭窄, 迷走神経損傷による胃の蠕動運動低下などが考えられる.
- 縦隔操作の際, 肺損傷, 気胸を併発することがある.

薬剤
- 基本的には外科的に処置しないと根本的な治療にはならない. 小さなヘルニアや手術に対するリスクがある患者は, PPIや消化管蠕動亢進薬が有効な場合がある.

●食道癌

●看護のポイント

観察事項	観察されること，注意点
●食道違和感（つかえ感，狭窄，異物感） ●嚥下困難 ●胸痛 ●栄養状態，貧血 ●咳嗽，嗄声（かすれ声）	●食事摂取量，嚥下困難の有無
《手術時》 ①術前 ●禁煙状況 ●呼吸状態 ●栄養状態 ●疾患の受け止め方	●術後合併症に対する理解の程度により，禁煙状況は格段に異なる
②術後の主な合併症 ●呼吸器合併症（術直後〜7日） 　●呼吸状態　●肺雑音 　●血液データ 　●喀痰（性状，量） 　●嗄声　●創痛	●呼吸数や呼吸パターン，呼吸音の左右差や減弱，痰の喀出が十分かどうか ●除痛が不十分な場合，喀痰の妨げとなる
●循環不全（術後2〜3日） 　●バイタルサインの変動 　●CVP（中心静脈圧）の上昇 　●尿量　●心電図異常 　●ドレーン排液量，性状 　●血液データ	●心拍数の増加，血圧の上昇 ●肺水腫の徴候（SpO_2値低下，泡沫痰，喘鳴の増強） ●PAC（上室期外収縮），Af（心房細動），STの変化

> **注意** ●食道癌の手術は呼吸器合併症，術後せん妄を引き起こしやすいため，術前オリエンテーションが重要となる．

考えられること	対応
●食道の直径は2cmほどであり，腫瘍は硬く伸縮性に乏しいため嚥下困難などが出現する ●食物の通過障害やそれによる悪心などにより，低栄養状態や貧血となる場合が多い ●咳嗽，嗄声は腫瘍が反回神経を圧迫，時に直接浸潤して生じる反回神経麻痺症状である	●栄養状態が悪い場合は完全静脈栄養で補正する．高度な狭窄，食道気管支瘻，反回神経麻痺例では直ちに絶食する ●むせがひどい場合には誤嚥性肺炎を併発するおそれがあるため，口腔ケアを徹底し，咳嗽時や嚥下時の姿勢を指導（p.145参照）
●リンパ節郭清や反回神経麻痺による咳嗽反射の低下などで術後呼吸器合併症のリスクが高くなる ●いったん呼吸器合併症を起こすと回復が困難な場合が多い ●咳嗽反射の低下や開胸開腹による呼吸運動の制限，気管内分泌物の増量，絶食・酸素投与などによる乾燥で，口腔内に細菌が繁殖しやすくなるため，無気肺や肺炎が生じやすい ●術中からサードスペースに蓄えられた水分（数リットルに及ぶ）が血管内へ戻り始め，循環血液量が増加する ●この乏尿期から利尿期への移行期に，適切な循環管理を実施しなければ，胸水貯留や肺水腫が起こり呼吸不全に陥る	●呼吸器合併症の予防には術前の呼吸訓練，禁煙が重要であり，術後の経過を左右することを説明する ●早期に呼吸訓練を開始する ●術後がよりイメージできるよう図解やICUの見学を行う ●喀痰を促すため除痛，体位変換，呼吸介助などを実施．痰の喀出が困難な場合は医師により気管支鏡で吸引を施行 ●早期離床を促す ●術後第1病日の昼以降から歯磨きを実施する ●術後2〜3日は，輸液をはじめ，厳密な水分出納の管理が求められる

●食道癌 —看護のポイント（つづき）

観察事項	観察されること，注意点
●縫合不全（術後3〜10日） 　●バイタルサインの変動 　●創部　●ドレーン周囲 　●ドレーン排液異常	●発熱や頻脈の有無 ●発赤，腫脹，疼痛増強の有無 ●ドレーン排液の増加や性状の変化 ●特に頸部吻合部からの排液が泡を伴う粘液，透明な唾液，膿性の排液ではないかどうか
《各ドレーン管理》 　●ドレーン排液異常の項（p.57）を参照	
●誤嚥性肺炎（術後10日〜） 　●嗄声　●肺音 　●嚥下困難　●食事摂取状況 　●逆流，嘔吐　●咳嗽 　●熱型 　●血液データ（白血球，CRP） ●術後せん妄	●食事中に誤嚥がないかどうか

●食道裂孔ヘルニア

●看護のポイント

観察事項	観察されること，注意点
●胸やけ ●胸痛 ●胃内容物の逆流 ●咳嗽，嗄声	●胸やけの訴えは，胸骨のちょうど裏側に限局することが多く，上腹部から下腹部において酸っぱく焼けつくような感覚として表現される

考えられること	対応
●縫合不全は，術前の低栄養や再建臓器挙上による吻合部の血流不足，呼吸・嚥下・心拍運動により局所の安静が保たれにくいために生じる．特に結腸での再建では胃管と比べ，血流障害，吻合部緊張が増すため，その頻度はさらに高い	●左記の症状がないか注意深く観察，状況を医師へ報告し，指示を確認する
●反回神経麻痺による声帯閉鎖障害により嚥下・咳嗽・喀痰が困難となるため，誤嚥性肺炎を起こしやすい	●咳嗽は上体を起こして実施 ●体位は起座位か半座位．臥床時も20〜30°上半身挙上 ●食事は逆流防止のため5回食とし，1回に30分以上かける ●嚥下時の姿勢の指導（背筋を伸ばし，麻痺側の肩を見る） ●口腔ケアの徹底 ●夜間によく眠ることができるよう，早期離床を促し，日中の活動度を上げる

> **注意** ●胸痛などの症状がみられるため，狭心症や気管支喘息と誤診されることもある．鑑別が必要である．

食道裂孔ヘルニア

考えられること	対応
●胃内容物の逆流は，一部脱出してしまった胃上部が低圧の胸腔に位置するため，胃を通じて伝達される腹圧上昇が横隔膜を通して胃の内容物を押すように働くために生じる	●生活習慣の変更（禁煙，節酒，節食，肥満解消，ベッドを20〜30°挙上して就寝するなど） 《薬物療法》 ●胃酸分泌を抑制するヒスタミンH_2受容体拮抗薬やプロトンポンプ阻害薬の確実な服用 ●薬物療法に抵抗性の場合などには，手術が選択される場合もある

■上部消化管
胃・十二指腸潰瘍

病態
- 消化性潰瘍は,胃酸と胃酸から粘膜を守る胃壁粘液分泌のバランスの崩れ(バランス説)で理解されてきた.現在,そのバランスを乱す主因としてピロリ菌(*Helicobacter pylori*)感染,非ステロイド抗炎症薬(NSAIDs)が明らかとなっている.
  - **ピロリ菌感染**:らせん状の細菌で患者の大部分に本菌を認める.ピロリ菌除菌で大部分が治癒する.ピロリ菌感染は胃炎や胃癌,胃リンパ腫とも関連がある.
  - **NSAIDs**:胃粘膜保護因子である上皮細胞から産生されるプロスタグランジン(PG)の合成酵素であるCOXを阻害し,PGを減少させることから粘膜障害を起こす.
  - **ストレス,喫煙,飲酒**:消化性潰瘍のリスク要因となる.

症状
- 自覚症状は心窩部痛,悪心・嘔吐,食欲不振,吐血,貧血症状など多彩である.痛みは,噴門に近い高位の潰瘍ほど食直後に多く,幽門・十二指腸近くになるにしたがって空腹時に多く摂食で軽減する.

検査と診断
- 症状を聴取し,消化性潰瘍を疑ったときには上部消化管内視鏡検査を行う.出血があれば直ちに止血操作を施行する.潰瘍の原因(良性・悪性)を生検で鑑別する.
- 潰瘍と診断されたら以下によりピロリ菌感染の診断を行う.
  - **内視鏡を使用**:迅速ウレアーゼ試験,培養法,顕微鏡検査.
  - **その他**:尿素呼気試験,尿や血清のヘリコバクター抗体検査.
- NSAIDs潰瘍の診断には詳細な薬剤の服用歴の聴取が必須.
- 酸の影響を受けにくい部分の潰瘍でピロリ菌陰性,かつNSAIDsの服用歴がない場合には,他のまれな疾患(ガストリン産生腫瘍,クローン病など)も考える.

治療
- 原因に応じた明確な治療を行う.
① **ピロリ菌陽性潰瘍**:除菌が第一選択(プロトンポンプ阻害薬

> **ココがポイント!** 消化性潰瘍は病因の究明,治療薬の開発が進み,治療は非常に大きく変化した!

治療

〔PPI〕＋抗菌薬2剤，1週間投与），除菌成功後の再感染率は低いため，通常維持療法は不要．

②**NSAIDs潰瘍**：使用中のNSAIDsが中止可能ならばまず中止．PG製剤であるミソプロストール投与．PPIも有効である．

③**ピロリ菌陰性潰瘍**：PPI投与．PPIを使用できない場合，選択的ヒスタミンH₂受容体拮抗薬（H₂ブロッカー）投与か選択的ムスカリン受容体拮抗薬，もしくは粘膜保護薬の投与．

④**維持療法**：ピロリ菌陰性潰瘍や除菌成功後の再発などに行う．H₂ブロッカー＋粘膜保護薬が望ましい．

⑤**生活指導**：ストレスを避け，睡眠時間を十分にとり，禁煙とする．脂肪や動物性蛋白質は胃酸分泌を亢進させ胃内停滞を助長するため，良質の蛋白質を含む低脂肪食がよい．

合併症

- 出血や穿孔，狭窄がみられる．以下に治療法を併記する．

①**出血**
- **内視鏡的治療**：拍動性噴出性出血には局注（エタノールなど）やクリップ法，湧出性出血にはAPC（アルゴンプラズマ凝固法）などの凝固法や薬剤散布（トロンビンなど）．
- **薬物治療**：PPIやH₂ブロッカーの静脈内投与．

②**穿孔**
- **外科手術**：大網充填，大網被覆など近年では腹腔鏡手術で行うことが増えた．
- **内科的保存的治療**：絶飲食，経鼻胃管からの胃内容の減圧と内容の吸引，抗菌薬およびPPIあるいはH₂ブロッカーの静脈内投与．

③**狭窄**
- 急性期の炎症に伴えば薬物治療（PPI，H₂ブロッカー），瘢痕による器質的な場合は内視鏡的治療（バルーン拡張）や外科治療（切除術，バイパス手術）を行う必要がある．

薬剤

- H₂ブロッカー
- **PPI**：壁細胞による酸の生成を非可逆的に抑制する．現在ではH₂ブロッカーよりも使用されている．
- **粘膜保護薬**：単独使用での潰瘍治療効果は証明されていない．p.115の消化性潰瘍の薬剤の項参照．

> **ココがポイント！** ピロリ菌に人口の80%が感染し，うち15%が潰瘍を生じる．胃癌，胃リンパ腫とも関連がある！

●胃・十二指腸潰瘍

●看護のポイント

観察事項	観察されること，注意点
《急性期》 ● 心窩部から左・右季肋部の疼痛	● **胃潰瘍**：心側～左季肋部に疼痛を訴えることが多く，食事摂取後に痛みを認めることが多い ● **十二指腸潰瘍**：右季肋部に疼痛を訴えることが多い．空腹時痛，夜間痛が多く，食事摂取により疼痛の軽減を認めることが多い
《合併症》 ● 出血（吐血，下血） ● 悪心・嘔吐 ● 腹部不快，腹部膨満感 ● バイタルサインの変動 ● Hb値の低下	● 症状出現時の食事との関係 ● 出血の状況などの経過 　● 大量の出血による血圧低下
《穿孔》 ● 突然の鋭い腹痛 ● X線所見 ● バイタルサインの変動 ● 意識レベル	● ショック状態 　● 血圧の低下 　● 意識レベル低下

> **注意** ● 胃潰瘍では季肋部の疼痛が出現する．このとき狭心症などの心疾患との鑑別が必要となる．

考えられること	対応
● 上部消化管の粘膜損傷，潰瘍形成をきたしているため，痛みがある	● 胃・十二指腸の安静と栄養補給の目的で食事を制限し，持続点滴が行われる ● 医師の指示のもと鎮痛薬を投与して疼痛を除去し，不安を軽減する
● 吐血，下血などの前駆症状として悪心や腹部膨満感が出現する ● 出血による血圧低下から循環血液量の低下が生じ，ショック状態となる可能性がある	● 吐血による誤嚥を防ぐため，側臥位をとる ● 急変に備えて心電図モニターや点滴注射を準備する ● 出血部位や程度を判断し，場合によっては治療をするため内視鏡が実施される．患者が安心して検査・治療が受けられるよう説明する
● ショック状態に陥りやすく，ショック状態は穿孔による急性腹膜炎を起こしていることを意味し，緊急手術を実施しないと生命の危険を伴う	● 絶飲食とし補液が開始される．緊急手術や処置が必要となるため医師の指示を確認する ● 患者は急激な変化と激痛で恐怖を感じることが多いため，病状やこれから始まる処置について説明し，不安の軽減に努める

胃・十二指腸潰瘍

■上部消化管
胃癌

病態
- 胃原発の悪性腫瘍．胃粘膜から発生し周囲組織に広がりながら発育する．発育の過程でリンパ管や静脈を経由し，リンパ節や他臓器に転移をきたす．
- 早期胃癌は「深達度が粘膜および粘膜下層にとどまる胃癌」と定義され，リンパ節転移の有無は問わない．深達度が固有筋層およびそれより深いものは進行胃癌とされる．

症状 胃部不快感，吐下血，心窩部痛，貧血，体重減少．

- 表1に進行度（stage分類）別の5年生存率を示す．

■表1 stage分類別5年生存率

stage[*1]	ⅠA	ⅠB	Ⅱ	ⅢA	ⅢB	Ⅳ
虎の門病院[*2]	92.2	86.2	78.6	61.7	29.4	25.1
全国集計[*3]	93.4	87.0	68.3	50.1	30.8	16.6

[*1]：胃癌学会の分類　[*2]：1994年以降　[*3]：1991年以降　定型手術

検査と診断
- **上部消化管内視鏡検査，造影検査**：癌の確定診断（生検），病変の位置，進行度，広がりを観察する．
- **上部消化管超音波内視鏡検査**：病変の深さを観察する．
- **腹部CT，腹部超音波検査**：肝転移，リンパ節転移，腹水などを調べる．
- **その他**：心肺機能，腎機能，血液凝固機能，感染症，糖尿病，大腸癌や腎癌，婦人科悪性腫瘍などの検索．

治療
- 粘膜限局の早期胃癌は，組織型，大きさ，潰瘍の有無により内視鏡的切除（ESD，EMR）を検討するが，リンパ節転移の見逃しに注意が必要．
- 内視鏡的切除の適応外の早期胃癌には縮小リンパ節郭清を伴う胃切除．外科的切除可能な進行胃癌には定型リンパ節郭清を伴う胃切除．
- 定型手術適応外や再発病変に対しては，姑息手術，化学療法，放射線治療，緩和医療．

合併症
- **術後早期**：出血，縫合不全，吻合部狭窄，膵炎，胆嚢炎，腹腔内膿瘍，腸閉塞．

> **ココがポイント！** 食事量，回数，時間の指導により，ダンピング症などの術後合併症は予防・軽減できる！

合併症
- **術後晩期**：ダンピング症，貧血，骨粗鬆症，腸閉塞，胆石症，逆流性食道炎．
- **化学療法**：悪心・嘔吐，骨髄抑制，粘膜障害，腎機能障害，脱毛，アレルギー．

薬剤
- **抗癌剤**：TS-1®（経口抗癌剤），塩酸イリノテカン（CPT-11），シスプラチン，パクリタキセル，ドセタキセル水和物，メトトレキサートほか
- **消化管運動亢進**：ナウゼリン®（ドンペリドン），六君子湯ほか

MEMO

胃癌治療の変化とstage分類別の治療法の適応

- 1998年まで胃癌は日本人の癌死亡者数のトップであった．近年はstage（病期，進行度ともいう）に応じて内視鏡的治療から手術，化学療法（抗癌剤），放射線治療までさまざまな治療が行われている．
- 2001年3月に日本胃癌学会が『胃癌治療ガイドライン（金原出版）』を出版し「現時点で最も妥当と思われる治療」について，その治療と適応が具体的に示された（表）．

■表 日常診療における stage 分類別の治療法の適応

	N0	N1	N2	N3
T1（M〈粘膜〉）	stage IA ● EMR（一括切除）（分化型，2.0cm以下陥凹型ではUL（−）） ● 縮小手術A（上記以外）	stage IB ● 縮小手術B ● 定型手術	stage II ● 定型手術	stage IV
T1（SM〈粘膜下層〉）	stage IA ● 縮小手術A, B			● 拡大手術 ● 姑息手術 ● 化学療法 ● 放射線治療 ● 緩和医療
T2	stage IB ● 定型手術	stage II ● 定型手術	stage IIIA ● 定型手術	
T3	stage II ● 定型手術	stage IIIA ● 定型手術	stage IIIB ● 定型手術	
T4	stage IIIA ● 拡大手術（合併切除）	stage IIIB ● 拡大手術（合併切除）		
H1,P1,CY1,M1,再発				

N：リンパ節転移，T：腫瘍の深達度，H；肝転移，P：腹膜転移，CY：腹腔細胞診で癌細胞の有無，M：遠隔転移

胃癌

> **ココがポイント！** 高齢者では，長期絶食後の食事再開時に誤嚥のリスク回避のため，監視と練習が重要！

●胃癌

●看護のポイント

観察事項	観察されること，注意点
《手術前》 ●胃部痛，胃部膨満感，胃部重圧感，胸やけ，食欲不振，悪心・嘔吐，体重減少	●症状の増強の有無 ●食事摂取量
《手術後》 ●呼吸器合併症⇒食道癌の看護のポイント（p.142）を参照 ●縫合不全（術後3～10日） 　●バイタルサインの変動 　●創部・ドレーン周囲の観察 　●ドレーン排液異常 　●白血球，CRPの上昇	 ●術後3～4日以降もみられる38℃以上の発熱 ●発赤，腫脹，疼痛増強の有無 ●特に吻合部ドレーン排液の混濁（膿性）や悪臭の有無
《晩期合併症》 ●吻合部狭窄 　●食後の膨満感　●嘔吐 　●嚥下時のつかえ感 ●逆流性食道炎 　●胸やけ　●口内の苦味 　●嚥下時のつかえ感 ●早期ダンピング症 　●上腹部膨満　●悪心・嘔吐 　●めまい　●頻脈　●冷汗 ●後期ダンピング症 　●倦怠感　●脱力感　●冷汗 　●動悸，頻脈などの低血糖症状	 ●食後30分ほどで出現 ●食後数時間後に出現

> **注意**
> - 胃癌手術後特有の合併症としてダンピング症がみられるため、食事指導を行い、症状の理解が得られるよう援助する必要がある.
> - 内視鏡的切除術 (p.105), 化学療法 (p.130) についてはそれぞれの項を参照.

考えられること	対応
●術前は出血や強い狭窄などで栄養状態不良の場合がある	●完全静脈栄養が実施される場合は、点滴に伴う日常生活動作の低下に対する環境整備
●食道癌術後と同様、上腹部の手術では創痛により呼吸が抑制され、術後早期に呼吸器合併症が発生しやすい ●胃全摘など複雑な術式で吻合箇所が多い場合には縫合不全を起こしやすい. 縫合不全によって腹膜炎が生じるとショック状態を呈する	●注意深く観察し、異常発見時は速やかに医師へ報告する
●吻合部浮腫による一時的な狭窄のために生じる	●多くは経過とともに回復するため、経口摂取を中止し、吻合部の安静を保つ
●噴門部にある括約筋機構の喪失・機能低下による消化液の食道への逆流のため生じる	●臥床時でも上半身を20〜30°挙上し、食後30分〜1時間は横臥しないよう説明する
●高浸透圧性食物が直接小腸に移行し、高張な状態になった腸内を等張にしようと急激に細胞外液が腸内に移動して起こる	●高蛋白、高脂肪、低炭水化物の固形物を先に摂取し、高浸透圧性食物（糖分・高炭水化物の多い食物、甘いジュースなど）は後から摂取するよう説明する
●急速に小腸に排出された食物が吸収され、高血糖症状が起こる. 血糖値を下げるために大量のインスリンが放出された結果、低血糖症状が起こる	●角砂糖を摂取するなどして低血糖を改善させる ●術後2〜3年の間に自然に回復することが多いことを説明し、不安の軽減に努める

胃癌

■下部消化管
大腸癌

病態
- 大腸粘膜に発生する悪性腫瘍を大腸癌という．結腸癌と直腸癌を合わせて大腸癌と総称する．
- 進行度の分類には，国際的にはTNM分類や日本ではTNMに準じた大腸癌研究会のstage分類が使用されている（**表1**）．

■表1　stage分類

stage 0　：癌が粘膜の中にとどまっている
stage Ⅰ　：癌が大腸の壁にとどまっている
stage Ⅱ　：癌が大腸の外まで浸潤している
stage Ⅲ　：リンパ節転移がある
stage Ⅳ　：血行性転移（肝転移，肺転移）または腹膜播種がある

（大腸癌研究会ホームページより）

症状・症候

- **右側結腸癌**：腫瘍が大きくなるまで明確な症状はなく，貧血，腫瘤触知で発見される場合が多い．偶然，大腸内視鏡検査で発見される場合を除き，早期に発見されることは少ない．
- **左側結腸癌・直腸癌**：出血に加え，通過障害に伴う便通異常，腹痛，腸閉塞など．

検査と診断
- 大腸内視鏡検査，注腸造影検査，直腸診で大腸癌の存在を診断．大腸癌の確定診断には内視鏡検査が必須．
- 大腸内視鏡検査による肉眼的所見に加え，大腸超音波内視鏡検査で，癌の深達度を診断することが可能．
- 直腸診で直腸進行癌の多くは腫瘤を触知できるので，直腸癌の診断法として直腸診は，簡便かつ有用である．
- 進行度や転移の状況を知るには，腹部超音波検査，大腸超音波内視鏡検査，腹部CT検査，腹部MRI検査などを行う．
- CEAやCA19-9などの腫瘍マーカー検査．CEAは大腸癌以外の癌でも上昇を認めるため診断的価値は少ないが，大腸癌手術後に再発を早期発見するには有用な場合がある．
- 大腸癌スクリーニング検査に便潜血テストを用いる．便潜血が陽性である場合には，大腸に出血源があることを疑い，大腸内視鏡検査を必ず行う[*1]．

[*1]　近年，便潜血テストをきっかけに大腸癌が発見される場合が多くなっているが，この場合でも多くは進行癌である．

治療

■**内視鏡的治療**

- 大腸ポリープ（大腸粘膜より突出した病変の総称）が「腺腫」であれば，将来癌化する可能性があると考えてよい．この種のポリープが内視鏡的に切除不能であれば，通常は手術が必要な早期癌として対応する．
- 内視鏡的切除したポリープが腺腫あるいは粘膜内に止まるm癌[*2]であり，完全切除であれば追加治療は必要ない．
- ポリープが粘膜下層に達するsm癌[*2]でも，深達度が1,000μm以内で，かつ病理検査で脈管侵襲がなければ追加治療は必要ない．
- sm癌で脈管侵襲を伴う場合には，通常，追加治療が必要であり，リンパ節郭清を含めた結腸・直腸切除術が行われる．
- sm癌で脈管侵襲がなく，浸潤の深さが1,000μmをやや越えた症例の追加治療の適応については意見が分かれる．特に病変が下部直腸にあり，追加治療で人工肛門を考慮しなければならない症例に対しては慎重に検討する．

■**外科的治療**

- 術前準備として大腸からの便の排除が重要．手術の数日前から食事を止め，下剤投与や洗腸などを行う．
- リンパ節郭清の程度と大腸の切除範囲は，大腸癌の深達度で決定される場合が多いが，そもそも深達度自体が最終的には病理診断を待つ必要があり，画一的なものではない．
- 切除範囲が決まれば，結腸切除術や直腸切除術を行う（p.95, 96参照）．腹腔鏡下手術も広く普及しつつある．

【結腸癌】

- 結腸癌では，リンパ節郭清や結腸切除を広範囲に行っても術後の患者に及ぼす影響が軽微であるため，実際の進行程度より広範囲の切除・郭清が行われるのが普通である．

> **ココがポイント！** 大腸癌の内視鏡的切除（ESD）・腹腔鏡下手術・化学療法──いずれの治療も大きく変貌中！

[*2] 癌の深達度により，m癌，sm癌などとよばれる（下図）．

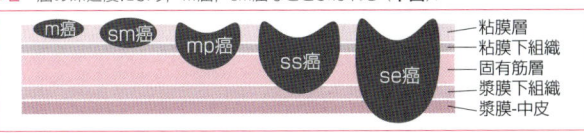

m癌　sm癌　mp癌　ss癌　se癌 ── 粘膜層／粘膜下組織／固有筋層／漿膜下組織／漿膜・中皮

大腸癌

治療

- 腸閉塞を伴う場合，右半結腸の癌では比較的安全に吻合できるが，左側結腸・直腸癌では，近年，手術中に口側腸管の内容を十分に排除し，癌の根治切除とともに吻合する1期手術が多くの症例で行われている[*3]．
- 癌の切除が不可能な場合でも，バイパス手術や人工肛門の造設により腸の通過性を確保する．

【直腸癌】

- 直腸癌手術では，人工肛門になるか否かは患者にとってはもちろん，外科医にとっても重大な問題である．近年は，医学や技術の発展により，80〜90％以上の直腸癌症例で肛門括約筋温存術が行われている．
- 近年，75歳以上の手術患者が増え，手術の安全性と術後のQOLを考慮した結果，あえて人工肛門を選択する症例もある．
- **マイルズ手術**：直腸癌が存在する直腸とともに，肛門も含めたその周辺を広範囲に切除する手術法．現在，直腸早期癌ではどの部位に癌があっても，また進行癌でも腫瘍の肛門側から1〜2cmのセーフティマージンが確保でき，安全かつ確実に吻合できる場合には肛門括約筋温存術が適応されるのが普通である．しかし，直腸進行癌で肛門を残しては確実に癌を切除できない，そして，確実に吻合できないと判断された場合にはマイルズ術の適応となる．肛門を切除するため，当然人工肛門の造設を伴うことになる．

MEMO

リンパ節転移をどのように診断しているか

リンパ節転移が実際に存在するか否かは現時点の検査方法では術前に知ることはできず，正確には切除したリンパ節の病理検査結果を待たなければならない．よって，深達度1,000μm以深の症例では5〜15％のリンパ節転移があるという経験的なデータから，リンパ節転移があるものと想定してリンパ節郭清を含めた結腸・直腸切除術を行う．

[*3] 以前は安全のため，①最初に人工肛門のみ造設し，2次的に癌を切除，後に吻合術を行う3期手術や②癌の切除と人工肛門造設を同時に行い，後に吻合する2期手術が行われた．

治療	■補助的治療
	●大腸癌に対する化学療法は，少なくともstageⅢa，Ⅲb，Ⅳに対しては明確な生存率の改善効果があるとされている．
	●放射線治療は直腸癌の局所照射に限定される．
	●術前・術後に放射線治療と化学療法が併用されることもある．

合併症	●広範な右半結腸切除後の下痢，神経切除に伴う性機能障害（下腹神経切除は射精障害，骨盤神経叢切除は勃起障害など），排便習慣の変化もみられるが，それほど問題ではない．
	●直腸癌手術に伴う側方リンパ節郭清による排尿障害・性機能障害．自己導尿が必要になることもある．近年これらの機能維持のため，各神経の温存術も盛んに行われている．
	●人工肛門を回避できても，吻合部が肛門に近ければ，頻回な排便，軽度の便失禁が起こることもある．

薬剤	●化学療法では，5-FU系統（テガフール〈UFT®〉），これらの効果を助長させる薬剤のロイコボリン®，アイソボリン®，ユーゼル®などがある．これらに加え，塩酸イリノテカン，オキサリプラチン，ベバシズマブ（アバスチン®）が多剤併用療法に用いられる．

MEMO

大腸癌の傾向

- 年々増加傾向にあり，罹患率は胃癌を抜くといわれている．
- その原因として，食事の欧米化による脂肪摂取の増加，食物繊維や緑黄色野菜の摂取量の減少が関係しているといわれる．
- 部位別頻度（1997年大腸癌研究会）は，盲腸・虫垂（5.7%），上行結腸（13.5%），横行結腸（9.0%），下行結腸（4.9%），S状結腸（28.5%），直腸S状結腸（11.6%），上部直腸（11.8%），下部直腸・肛門（15.0%）である．
- 大腸癌の全国登録（1997年大腸癌研究会）によると大腸癌の5年生存率は各ステージを平均しても70％以上あり，根治的切除ができれば84.6％と比較的予後のよい癌である．

●大腸癌

●看護のポイント

観察事項	観察されること，注意点
● 下痢，便秘 ● 血便 ● 腹痛，腹部膨満感 ● 便柱の太さ（細くなる） ● 貧血	● 発見が遅れ，進行しているものでは体重減少，全身倦怠感，貧血などの全身症状をきたしていることもある
《結腸・直腸切除術後合併症》 ● 大腸癌では術後の機能障害はほとんど起こらないが，特有の術後合併症がみられる ● 腸閉塞（イレウス） 　● 腸蠕動音の減弱または消失 　● 金属音の聴取 　● 腹部の膨満感や緊張，腹痛 　● 排ガスの有無 　● 便の性状，回数 　● 悪心・嘔吐，吐物の性状	● 特にマイルズ術では後腹膜の損傷範囲が広く術後早期の腸閉塞を生じやすいため注意深い観察が必要である
● 排尿障害 　● 尿意の有無 　● 排尿回数，間隔，1回尿量 　● 排尿困難感・残尿感の有無	● 排尿障害から尿路感染へ，そして腎機能障害へと移行することもあるため，尿意の有無や尿量には特に注意が必要である
《人工肛門造設術後》 ● ストーマ障害 ● ストーマの浮腫や出血の有無，色調，サイズ ● ストーマ周囲の皮膚状態：発赤，びらん，色調変化 ● ストーマ装具の接着状態や交換時の手技	● 早期：術直後から2週間 　● 陥没，壊死，ストーマ周囲膿瘍，狭窄，浮腫，出血，ヘルニア ● 晩期 　● 狭窄，脱出，陥没，ヘルニア，出血，穿孔

> **注意**
> - 排泄機能や消化吸収機能の障害による身体的・精神的苦痛を緩和することが重要となる.
> - 術式により,ストーマ造設となる場合,精神的動揺はかなり大きい.術前からストーマ造設の必要性,ストーマの概要を理解させることが重要.

考えられること	対応
● 早期癌の場合は無症状のことが多い ● S状結腸癌・直腸癌では下痢,便秘や癌の表面の潰瘍化による粘血便,腹痛の症状がみられやすい	● 自覚症状の有無.症状がある場合,どのような症状がどの程度出現しているかを確認する
● 腸閉塞は手術時の腸管操作による浮腫で生じる腸管麻痺,ガスの貯留や腸の癒着による通過障害から生じる	● 絶食や胃管挿入による持続吸引で消化管内容物の貯留を防ぐことによって腸内の減圧を促す ● 状況をみて,蠕動運動を促進させる目的で早期離床の必要性を説明し,離床を促す
● 直腸切除術に伴う骨盤神経叢の切除または損傷によって生じる	● 尿道カテーテル抜去後の尿量,排尿パターンは必ず医師へ報告し,指示を確認する
● 術直後のストーマは浮腫があるため傷つきやすく,少し触ると容易に出血し,壊死や陥没を生じることがある	● ストーマ周囲の皮膚を清潔に保つ ● 適切な皮膚保護材を選択する ● ストーマへの圧迫を防止する ● 異常な徴候が出現した場合は,直ちに医師,看護師へ相談するよう患者に説明する

大腸癌

■下部消化管

潰瘍性大腸炎

病態
- 大腸の非特異的炎症疾患．炎症は粘膜層に限局し，大腸壁全層に及ぶことはまれ．原因は自己免疫説が有力だが，詳細は不明．
- 有病率は対10万人に20人弱で，20歳代前半にピークがある．
- 罹患範囲は直腸から全大腸に及び，寛解と再燃を繰り返し，慢性に経過する．10年以上経過例には癌の併発もみられる．
- 直腸に病変のない潰瘍性大腸炎はない．直腸から左側結腸に限定する場合も，はじめから大腸全体に及ぶ場合もある．
- **臨床経過による分類**：再燃寛解型，慢性持続型，急性劇症型，初回発作型．

症状 下血，下痢，腹痛が主．

検査と診断
- **大腸内視鏡検査**：血管透見像消失，粘膜発赤，易出血性，びらん・小潰瘍，膿性粘液，広範潰瘍，腸管狭小化を認める．進行すると，点々と残った粘膜が偽ポリポーシスを形成する．生検で陰窩膿瘍を認めれば診断は確定する．
- **注腸造影検査**：大腸壁の鋸歯状陰影，結腸膨起の消失（鉛管状変化）を認める．

治療
- 原則は内科的・保存的治療．薬物療法はサラゾスルファピリジン（サラゾピリン®）や副腎皮質ホルモンの内服・注腸，免疫抑制薬の投与，重症例では白血球除去療法がある．
- **外科的治療**：①結腸全摘術＋回腸瘻＋直腸瘻，②大腸全摘術＋回腸瘻，③大腸全摘術＋回腸肛門吻合，④大腸亜全摘術＋回腸直腸吻合などがあり，②，③は潰瘍性大腸炎が治癒するという点では完全である．再建方法としては回腸肛門吻合が望ましいが，高齢者，重篤例，有合併症例では回腸瘻とする場合もある．

合併症
- **中毒性巨大結腸症**：重篤な臨床症状を伴って大腸が著明に拡張する．容易にショック，DICとなるため緊急手術を要する．
- **穿孔による腹膜炎，中毒性巨大結腸症，大量出血**：手術の絶対適応である．慢性持続型や再燃寛解型で難治性の場合は，それほどの緊急性はないが社会的手術適応となる．

薬剤
- 保存的治療で用いるサラゾピリン®，ペンタサ®，ステロネマ®，レミケード®など．

■下部消化管

クローン病

病態
- 腸管壁の線維化，潰瘍形成をきたす慢性肉芽腫性炎症性疾患．原因は自己免疫説，感染説などがあるが詳細は不明．
- 日本での有病率は，対10万人あたり2人弱程度とされる．10歳代後半～20歳代の若年者にみられる．
- 全消化管に起こりうる．好発部位は回腸末端である．

症状
- 腹痛，下痢，発熱，下血，体重減少，肛門部愁訴などがある．慢性経過をとり，症状の発現は緩徐である．

検査と診断
- **大腸内視鏡検査**：病変部に縦走潰瘍や縦列する不整形潰瘍またはアフタ，粘膜の敷石状の小隆起（敷石像）を認め，病変が健康な腸管をはさんで何か所にもみられる（skip lesion）．瘻孔形成，腸管の肥厚，狭窄なども認める．
- **生検**：非乾酪性類上皮細胞肉芽腫があれば診断は確定する．
- **注腸造影検査**：大腸内視鏡検査と同様の所見が得られる．縦走潰瘍または敷石像，あるい不整形潰瘍またはアフタ（縦列する）がみられれば，ほとんど確定診断できる．

治療

■保存的治療
- 内科的・保存的治療が大原則．手術では根治しない．
- **栄養療法**：経口摂取を中止して完全静脈栄養にするか，成分栄養を経口的あるいは経鼻胃管経路持続注入を行う．
- **薬物療法**：サラゾスルファピリジン（サラゾピリン®），副腎皮質ホルモン，メトロニダゾール，免疫抑制薬などがある．

■外科的治療
- 穿孔による腹膜炎，瘻孔形成，膿瘍形成，著明な消化管狭窄に対しては外科的治療を行う．
- 手術で切除を行っても，必ず他の部位に再発・再燃を繰り返し，根治しない．よって，切除する腸管は最小限に止め，切除-吻合を繰り返す努力が必要である．単なる狭窄には狭窄形成術のみ行う．

薬剤
- 保存的治療で使うサラゾピリン®，副腎皮質ホルモン，メトロニダゾール（アスゾール®，フラジール®），免疫抑制薬など．

●潰瘍性大腸炎・クローン病

●看護のポイント

観察事項	観察されること，注意点
●便の性状 　●粘血便，血便，下痢 ●排便の回数 ●腹痛，悪心・嘔吐 ●発熱，貧血，頻脈 ●食欲不振，体重減少	●下血は活動性炎症があれば，ほとんどの症例で認められる ●大量の下血に伴う血圧低下やショック症状に注意が必要である ●より口側に炎症が及ぶと左下腹痛を訴えることが多い ●発熱は軽症例では認められないが，中・重症例では37〜38℃の発熱がみられる
《薬物療法》 ●サラゾピリン®や副腎皮質ホルモン，免疫抑制薬などの服用状況	●副作用の早期発見

> **注意** 根治が期待できないため，症状を抑える寛解の導入とその維持によるQOLの向上が目標となる．寛解を維持できれば，妊娠や出産などを含んだ通常に近いQOLが保証されることなどを説明し，患者の精神的安定を図ることが重要である．

考えられること	対応
● 重症例で腸管穿孔や腹膜炎症状，大量出血，中毒性巨大結腸症がみられるときは緊急手術となる場合がある	● 心身の安静 　● 面会などストレスとなる要因を避ける ● 腸管の安静 　● 禁食とし，完全静脈栄養を施行 　● 症状に応じて，成分栄養剤や低残渣食の指示が出る場合もある．その際は病院食以外の食事は摂取しないよう説明し，成分栄養剤は食べやすいように工夫し，味付けを変えたり，シャーベット状にしたりする
● 副作用 　● サラゾピリン®，ペンタサ®：頭痛，悪心，食欲不振，めまい，発疹などの副作用があるが，出現することは少ない 　● 副腎皮質ホルモン：免疫力低下，消化性潰瘍，精神変調，骨粗鬆症，高血糖，にきび様発疹，多毛症，満月様顔貌，体重増加，多尿 　● 免疫抑制薬：免疫力低下，血液障害，肝機能障害，黄疸，間質性肺炎など	● 副作用の対症療法として，抗菌薬・抗潰瘍薬の与薬 ● 感染予防行動（手洗い，含嗽，マスク着用など）の必要性を説明し，実施を促す ● 副作用を最小限にするために症状の増強や血液データの変動がないかどうかを継続的に観察する ● うつ状態などの精神症状に注意し，不眠の有無などを観察する．必要時は睡眠薬の検討を医師に相談する ● 患者に薬の効果や副作用について説明し，不安の軽減に努める

潰瘍性大腸炎・クローン病

■下部消化管
腸閉塞（イレウス）

病態
- 腸管の通過性が障害された状態の総称．器質的変化を伴う機械的腸閉塞と機能的異常に基づく機能的腸閉塞に分類．
  - **機械的腸閉塞**：腸管の血行障害を伴わなければ単純性腸閉塞，伴えば絞扼性腸閉塞．
  - **機能的腸閉塞**：腸管痙攣による痙攣性腸閉塞と腸管麻痺による麻痺性腸閉塞．
- 先天的なものとして，先天性十二指腸閉塞，小腸閉塞，鎖肛，腸回転異常などがある．腸捻転はS状結腸や回盲部に多い．

原因
- **ヘルニア嵌頓**：ヘルニアの出口が比較的狭い場合に整復還納できずに生じる．鼠径ヘルニア，大腿ヘルニア，腹壁瘢痕ヘルニアなどに多くみられる．
- **閉鎖孔ヘルニアなどの内ヘルニア**：原因不明の腸閉塞として手術を行い，手術中に初めて診断がつく場合もある．
- **腸重積**：腸管が間近の腸管の中に入り込んだ状態．回盲部で起こる頻度が高く，乳幼児に多くみられる．成人では腫瘍を先進部とし，小腸や大腸に生じる．
- **開腹手術の既往**：癒着性腸閉塞が腸閉塞としては最も頻度が高く，開腹歴があれば起こりうる．発症部位の大多数が小腸である．開腹歴のない癒着性腸閉塞はまれ*．
- **腸内腔の狭窄**：腫瘍，特に悪性腫瘍による．大腸癌が最も多く，癌性腹膜炎や肺癌など腹腔内以外の悪性腫瘍の転移，悪性リンパ腫，平滑筋肉腫，小腸癌なども原因となる．炎症性疾患ではクローン病，特発性小腸潰瘍，腸結核でも生じる．
- **腸内異物**：胆石が小腸内に落石して生じる胆石イレウスのほか，経口的に入った異物（毛髪塊やバリウム造影剤など）や回虫塊によるものもあるが，頻度はきわめてまれ．

症状
- 腸の通過障害があるため，腸液が貯留し，やがてはこれが逆流する．排便・排ガスの停止，鼓腸，腹部膨満，蠕動不穏，腸音の亢進，悪心・嘔吐，間欠的な疝痛性の腹痛などが主．

---

* 開腹歴がある場合は癒着性腸閉塞が多く，開腹歴のない中高年の患者では大腸癌による腸閉塞が比較的多い．

病態
- 腸閉塞状態が長引けば脱水症状が現れ，長期・高度の腸管拡張では，発熱をきたし敗血症に至る場合もある．
- 特に絞扼性腸閉塞では激烈な症状を認める．血圧低下，頻脈，乏尿，白血球増多，著明な腹膜刺激症状など，容易にショック症状を示すことが多く，腸管の壊死，高度の膨満・拡張による腸管破裂まで進めば症状はより激化する．

診断
- 腹部単純X線写真で鏡面像があれば腸閉塞と診断できる．

治療

■保存的治療
- 貯留している腸液を排除するため，イレウス管の小腸内への挿入留置が最も本質的な治療法．
- 治療中は絶飲食とする．多量の腸液貯留とその排除，嘔吐があるため必要十分な補液を行う．また，血液電解質を厳重にチェックし，そのつど補正して補液管理をすることが重要．
- 癒着性腸閉塞は単純性腸閉塞が多く，多くは保存的治療で軽快する．しかし，保存的治療で軽快しない場合や繰り返す場合には外科的治療が必要である．

■外科的治療
- 手術前にイレウス管の挿入・留置がなされていると，減圧により開腹術が容易となり，小腸の部位や方向性の道標，手術後の減圧処置としても有効となる．
- **単純性癒着性腸閉塞**：癒着，屈曲，捻転の解除，索状物の切離をすれば腸管の切除は必要ない場合も多い．腸閉塞原因部位を空置（腸の内容物を通過させないこと）し，その前後の腸管でバイパス術を行い，腸閉塞状態を解除する場合もある．
- **絞扼性腸閉塞**：ショックに陥る前に速やかに手術を行う．絞扼を解除し，腸管に壊死や穿孔があれば切除する．腹腔内を十分に洗浄した後，必要部位にドレーンを留置する．患者の状態がきわめて悪い場合は，切除断端を用いて一時的に人工肛門を造設する．

薬剤
- 除痛と腸の痙攣性収縮を抑制するため，副交感神経遮断薬（ブスコパン®）を用いる．これにより腸閉塞状態が解除されることもある．

> **これはダメ！** 腸閉塞に浣腸は禁忌！ 腸管破裂の可能性がある！

腸閉塞

●腸閉塞（イレウス）

●看護のポイント

観察事項	観察されること，注意点
《単純性腸閉塞》 ● 間欠な疝痛，悪心・嘔吐 ● 排ガス・排便の停止，腹部膨満の有無 ● 腸蠕動音の増強，金属性雑音 ● 腹部X線所見（多数の腸管ガス像，ニボー像） 《麻痺性・痙攣性腸閉塞》 ● 腹部膨満 ● 悪心・嘔吐 ● 腸蠕動音の消失 ● 腹部X線所見（多数の腸管ガス像）	● 蠕動運動の強弱，腹痛は常時あるのか，それとも腸の蠕動運動と関係するのかを確認する．これらの情報は麻痺によるものか，機械的な閉塞によるものかの鑑別に重要である
《絞扼性腸閉塞》 ● 急激な嘔吐，持続する腹痛 ● 筋性防御，ブルンベルグ徴候 ● 白血球数の上昇 ● 血圧低下の有無	● 急激に激烈な腹痛を訴え，ショック状態を起こして全身状態が急速に悪化することがある

注意	● 絶食，イレウス管チューブ挿入の苦痛に加え，予想外の手術となることもあり，患者の不安を軽減することが重要である

考えられること	対応
● 単純性腸閉塞では，代償的に蠕動運動が亢進し，腸内容物が狭窄部位を通過する際に雑音が生じるため，腸蠕動音の増強と金属性雑音が聴取される ● 単純性腸閉塞の所見があり，開腹術の既往がある場合，術後癒着性腸閉塞が考えられる ● 麻痺性腸閉塞では，蠕動運動の低下により腸蠕動音が消失する ● 痙攣性腸閉塞は自律神経失調などに基づく腸管の痙攣によるものである	● 約9割は保存的治療となる ● イレウス管による腸管内容の吸引・減圧 ● 補液による脱水と電解質の補正 ● 抗菌薬投与 ● 腹痛緩和 　● 腸の痙攣性収縮を抑制するためにブスコパン®などの副交感神経遮断薬やソセゴン®などで除痛を図る 　● 腹部の緊張を緩和させるため頭側を15°程度挙上する（ショック時は直ちに頭部を下げる） 　● 蠕動運動促進のため，早期離床や歩行を促し，温罨法を実施する
● 腸管の閉塞と同時に腸間膜も締めつけられて腸間壁の血行障害を起こし，腸管が壊死に陥っている	● 大半が緊急手術となる ● 急激に発症し，緊急処置が施されるので，適切な病状説明を患者に行って不安を軽減し，手術などの治療の必要性が理解できるように援助する

腸閉塞

■下部消化管

虫垂炎

病態
- 虫垂炎とは，虫垂の炎症で急性と慢性に分けられる．多くは急性虫垂炎である．
- 20～30歳代の青壮年期に多いといわれるが，小児や高齢者にもまれではなく，各年代に分布する．原因の詳細は不明．
- **分類**：虫垂に発赤と浮腫を認める程度のカタル性虫垂炎，内腔に膿が貯留した蜂巣性虫垂炎，虫垂の一部に壊死を認める壊死性虫垂炎，穿孔をもつ穿孔性虫垂炎．
- 穿孔例では汎発性腹膜炎となる．
- 炎症が限局すれば虫垂周囲膿瘍となり，頻度としては穿孔よりも穿通となる場合が多い．

[症状]
- 定型例は心窩部あるいは臍周辺に始まる腹痛と悪心・嘔吐（初期嘔吐）．腹痛はやがて右下腹部に限局．体温は炎症程度に応じて微熱程度～高熱となる．虫垂部位に圧痛点があり，腹膜刺激症状としてブルンベルグ徴候や筋性防御を認める．
- **小児**：腹痛，嘔吐，発熱など．かぜ症状に類似．
- **高齢者**：症状が軽く，白血球もあまり増加しないことに注意．初診時すでに膿瘍や穿孔がある例も多い．

[鑑別疾患]
- 大腸憩室炎，大腸癌，胆嚢炎，クローン病，右尿管結石，右付属器炎，右卵巣囊腫の破裂，茎捻転，子宮外妊娠など．

検査と診断
- 定型症状例での診断は比較的容易．症状や徴候が非定型的であっても右下腹部に圧痛があれば常に虫垂炎を疑う．
- 白血球増多，好中球の増加と核の左方移動を認め，CRPが上昇する．これらは炎症の程度の判断に用いる．
- 腹部超音波検査と腹部CT検査は，虫垂炎自体の診断，その広がり，鑑別診断にきわめて有用である．
- 虫垂が盲腸の後方に存在する場合は腹膜刺激症状が現れにくく，診断がつきにくいこともある．

> **ココがポイント！** 腹腔内全体を観察できる腹腔鏡下虫垂切除術は，今や虫垂手術の第一選択肢！

治療
- **保存的治療**：虫垂炎を疑った段階で抗菌薬の投与を行う．適切な抗菌薬の十分な投与で早期例では保存的に治癒する場合も多い．大腸菌と嫌気性杆菌であるバクテロイデスなどを念頭においた抗菌薬を選択する．
- **慢性虫垂炎**：急性虫垂炎が保存的治療でいったん軽快したものの，同様の症状を繰り返す場合をいう．頻回に症状を繰り返す場合には手術に踏み切る．
- **開腹手術**：炎症がある程度以上進行した急性虫垂炎に適応．開腹の虫垂切除術は，通常，腰椎麻酔で簡単に施行でき，侵襲も軽く安全な手術である．単純に虫垂切除で終われば，翌日から経口摂取が可能なので，輸液も術翌日まででよい．虫垂間膜を結紮切離，虫垂を切除し，断端は巾着縫合で埋没させるのが古典的典型例である．
- 穿孔による汎発性腹膜炎には緊急手術を行う．虫垂切除後，腹腔内を洗浄しドレナージを施行する．
- **腹腔鏡下虫垂切除術**：近年多く行われる．腹腔鏡下の観察で虫垂炎か否か，虫垂炎であれば，虫垂の正確な存在部位，炎症の程度，広がりが容易に判断できるメリットがある．汎発性腹膜炎の場合でも，腹腔内全体を1か所のポートから洗浄することができ，ドレーンの留置が必要な場合にも，どの位置にも対応できる．最小で手術創は0.5cmが2か所，1.2cmが1か所のポート創で済む．

合併症
- 主に遺残膿瘍，創感染，術後癒着性腸閉塞など．

薬剤
- 保存的治療の際に選択する抗菌薬として第三世代セフェム．

■下部消化管

痔核

病態

- 痔核とは肛門周辺の静脈が静脈瘤になった状態をいい,日常の排便時のいきみや硬い便の排出の繰り返しで生じる.
- 痔核形成後,便秘,下痢,妊娠,肝硬変などのうっ血をきたすような背景が加われば,これを助長する.そして,静脈瘤を含んだ粘膜下周辺組織自体が増大し,出血や脱出を起こす.
- 歯状線より外側に生じたものを外痔核,内側のそれを内痔核という.解剖学的には下直腸動脈最終枝は3時,7時,11時の方向(p.172の**図1**)に存在するために,この部位に痔核ができる場合が多い.
- **嵌頓痔核**:急性発作により内外痔核内に多数の血栓を形成,腫脹して脱出したままの状態をいう.

症状

- 内痔核の程度分類を**表1**に示す.純粋な内痔核では痛みを伴わないが,Ⅱ度以上の経過中に血栓性静脈炎を起こすと,痔核が大きく腫脹し,激しい痛みを引き起こす場合がある.
- 外痔核では排便後から起こる肛門部の疼痛と,肛門部に有痛性の半球状のしこりを認める.痔静脈の一部に血栓ができ,炎症をきたした状態を血栓性外痔核という.

■表1 内痔核の程度分類

度数	状態
Ⅰ度	排便時の出血のみ.出血の程度はさまざまで,拭き取った紙につく,ぽたぽたとしたたる,シャーと出るなど
Ⅱ度	排便時のみ痔核が肛門外に脱出する.最初は気づかないが,症状が進行すると,拭き取る際に軟らかいしこりに触れ,押し込むと中に入る
Ⅲ度	排便と関係なく脱出するが肛門内に還納できる.テニスやゴルフなど,肛門に力がかかるスポーツ中に脱出し,ついには歩くだけでも脱出するようになる
Ⅳ度	脱出したままで肛門内に還納できない

診断

- 上記の症状,局所の観察で診断する.

> **ココがポイント!** 排便は"朝○時にトイレに入り""出るまで頑張る!"——この遵守が痔核を悪化させている!

治療

■保存的治療

- 便通の調整が最大のポイント．悪い排便習慣が痔核を引き起こし，悪化させていることが多い．「5分程度の短時間で出る分だけ出し，出したくなったときにまた排便する」という意識改革を行って，よい排便習慣が身につくよう指導する．
- 便秘や下痢に対する明確な原因疾患があれば，その治療を行う．特に便秘は，食事や運動などで規則的な排便習慣をつけるのが望ましいが，ひどい場合は適当な下剤を使用する．
- 下剤使用の際には，規則的な排便が保たれる服用方法を見つけ出すことが大切である．入浴は血液の循環をよくするため励行する．
- 出血や疼痛に対しては，局所麻酔薬，血管収縮薬，止血薬，抗菌薬，少量のステロイドなどの入った坐薬や軟膏を使用する．時には消炎鎮痛薬の内服や坐薬の使用が有効である．
- **注射療法**：出血の著明な場合は，フェノールアーモンド油（パオスクレー®）の粘膜下注射による硬化療法が有効である．近年は，ジオン®（硫酸アルミニウムカリウムおよびタンニン酸を有効成分とする局所注射用配合剤）を用いる．従来，手術が選択されていた脱出を伴う内痔核または内外痔核に対しての治療効果が期待されるが，新しい方法であるため，今後の検討が必要である．

■外科的治療

- 多くはⅡ度以上の痔核で適応となる．
- **ミリガン・モルガン法とその変法**：痔核好発部位である下直腸動脈の最終枝を3時，7時，11時の位置で結紮した後，痔核を切除し，創を開放的に処置する方法．もっぱらこの方法で行われる．
- **PPH法**：自動縫合器（PPH）を用いて，痔核を含んだ肛門と直腸組織を全周にわたって切除し，同時に吻合する方法．理論的には，痔核を形成しうる組織をすべて切除吻合するため根治性は高いと考えられている．しかし，術後の出血や筋層まで切除した場合の縫合不全による腹膜炎など，重篤な合併症を招く例もあり，注意が必要である．

痔核

●虫垂炎

●看護のポイント

観察事項	観察されること,注意点
● 腹痛 ● 嘔吐,食欲不振,便秘,排ガスの有無 ● 発熱 ● ブルンベルグ徴候(p.30参照)	● 腹痛は典型的には初期に心窩部痛を訴え,やがて右下腹部に限局する ● 発症時は便秘傾向がある
《手術後》 ● ドレーン留置の場合,ドレーンからの排液の性状や量 ● 腰椎麻酔の場合,悪心・嘔吐,頭痛の有無	● 排液の性状:膿性がみられないか,悪臭の増強がみられないかどうかを観察する

●痔核

●看護のポイント

観察事項	観察されること,注意点
● 便の性状 　● 硬さ,色 ● 排便時の出血,疼痛 ● 排便時の痔核の脱出 ● 排便習慣の確認	● 痔核の好発部位は3時,7時,11時方向で,下直腸動脈の走行部位に一致している （恥骨側）12時／9時・3時／6時（尾骨側） 肛門周囲の病変は時計と同じように表現する

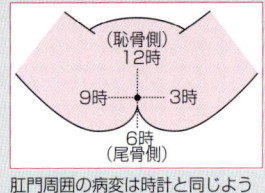

注意	・虫垂炎の手術は多くの場合緊急手術となるため，患者の不安を軽減することが重要である． ・術前の浣腸や下剤は穿孔を誘発する危険性が高いため禁忌である．

考えられること	対応
・炎症が進行すると，膿の貯留により腸管壁の炎症を起こして虚血，壊死に陥り，穿孔して腹膜炎を起こす	《保存的治療の場合》 ・絶飲食，輸液管理，抗菌薬投与が必要となる ・適切な除痛を図るため，膝を曲げてもらい腹壁の緊張を除く
・穿孔性虫垂炎および汎発性腹膜炎を併発している場合は排膿を促すためにドレーンが留置される	・ドレナージが効果的になされるよう，排液バッグを低い位置に保ち，ルートの屈曲がないか注意する

注意	・多くは生活習慣の改善で症状の軽減がみられるため，食生活の見直しと排便習慣の確立が重要である．

考えられること	対応
・排便時の出血や血便は痔出血以外に大腸癌の場合でもみられるため注意が必要である ・重症度が高い場合には外科的治療の適応となる場合もある	・生活指導 　・刺激物を避け，便通をよくするために食習慣を見直す 　・排便後は洗浄トイレやシャワーなどで肛門部を洗い，紙で強く擦らずに清潔に保つよう説明する ・薬物療法 　・下剤の与薬

虫垂炎／痔核

肝胆膵

慢性肝炎

病態
- 肝炎ウイルス（主としてB型，C型）による肝内の炎症が6か月以上持続する．
- B型慢性肝炎の多くは母子感染による．慢性B型肝炎の急性増悪では，急性肝炎と同様の症状・肝障害を示すことがある．
- C型肝炎ウイルス（HCV）の感染源は主にHCVキャリアの血液と考えられている．HCVに感染すると高率（60〜80％）で慢性肝炎へ移行する．

症状
- 慢性肝炎に特異的な自覚症状はない．急性増悪の場合，黄疸や尿の濃染，全身倦怠感，食欲不振などがみられる場合もある．

検査と診断
- B型慢性肝炎の診断には，HBs抗原が持続的に陽性である確認がまず必要である．HBe抗原陽性例では肝炎の活動性が高く，血中のウイルス量が多い（HBV-DNA高値）．HBe抗原陰性・HBe抗体陽性では一般にこの逆である．しかしHBe抗体陽性であっても，高ウイルス量の場合はウイルスの変異（重症型）を考える必要がある．
- HCV抗体陽性の場合，HCV-RNA（定性）を検査しHCV感染（既感染でないこと）を確認する．ついでHCV-RNA量，HCV遺伝子型（ジェノタイプ）を検索して抗ウイルス療法の効果予測を行う．
- ALTが慢性肝炎の活動性を最もよく反映する．

治療
- B型慢性肝炎治療の目標はHBVの排除（HBs抗原陰性化）であるが，ひとまずの目標はHBV-DNAの陰性化である．
- B型慢性肝炎治療にはインターフェロン（IFN）と抗ウイルス薬（ラミブジン〈エピビル®〉，アデホビルピボキシル〈ヘプセラ®〉，エンテカビル水和物〈バラクルード®〉）が用いられる．

> **ココがポイント！** 抗ウイルス療法によりウイルスを排除すると，発癌や肝疾患関連死が抑止される．よって積極的な治療を行う！

治療

- C型慢性肝炎の治療目標もウイルスの排除である．ウイルス量とHCV遺伝子型により，IFN単独療法，ペグインターフェロン（PEG-IFN）・リバビリン併用療法が選択される（**表1**）．

■表1　C型慢性肝炎の治療

	遺伝子型1	遺伝子型2
高ウイルス量	ペグインターフェロン＋リバビリン（48週）	ペグインターフェロン＋リバビリン（24週）
低ウイルス量	インターフェロン単独（24週）	インターフェロン単独（24週）

- IFNやリバビリン併用療法が施行できない，あるいは無効であった症例に対して，抗炎症作用を期待して強力ネオミノファーゲンC®（SNMC）やウルソデオキシコール酸（UDCA）などが投与される．また肝炎の鎮静化目的に瀉血が行われる．

合併症

- B型慢性肝炎に対する抗ウイルス薬の副作用は軽度であるが，耐性株出現の問題や治療中止時期が明確になっていないなどの問題がある．
- IFNの副作用は多彩である．インフルエンザ様症状（発熱・関節痛），白血球・血小板減少や精神症状の出現に注意が必要である．IFN開始に際しては，治療の安全性を十分に検討せねばならない．高齢，白血球・血小板減少，精神異常，自己免疫性疾患などでは適応外となることがある．
- リバビリンの副作用として貧血がある．また出血の危険性があるため，糖尿病・高血圧患者にはIFN・リバビリン併用療法は原則として行わない．

> **ココがポイント！**　ウイルスが排除できない場合でも，抗炎症作用としてのSNMCやUDCAの投与により肝病変の進行を遅らせることができる！

●慢性肝炎

●看護のポイント

観察事項	観察されること，注意点
●全身倦怠感，易疲労感，感冒症状，食欲不振，悪心，腹部膨満感 ●右季肋部の鈍痛，黄疸，皮膚瘙痒感 ●AST・ALT値，蛋白分画，血清ビリルビン値，プロトロンビン値 ●浮腫，腹水	●慢性肝炎は自覚症状が出現しないことも多く，病状悪化や急性増悪時に症状がみられる ●検査データの変動，消退を把握し，肝硬変への移行がないかどうかを判断する．浮腫，腹水，出血傾向があるときは要注意
《IFN（インターフェロン）療法時》 ●発熱，腰痛，関節痛，筋肉痛 ●食欲不振 ●骨髄抑制（白血球・血小板の減少） ●脱毛 ●精神症状	●発熱は与薬当日からみられる（IFN-αでは注射後3～4時間後に，IFN-βでは注射後1時間ほどで38～40℃の発熱）随伴症状として関節痛などが出現する ●食欲不振は与薬7日目頃から出現するが，徐々に回復する ●精神症状は主として不安，イライラ，抑うつ状態などがみられる

| 注意 | ● 症状が出現しないことが多いため、治療上の指導事項が守れないこともある。患者のストレスを把握し、十分に説明し理解を得ることが必要となる。 |

考えられること	対応
● 自覚症状を強く認めるときやAST・ALT値300〜500単位以上の高値持続、黄疸、凝固検査のプロトロンビン時間の低下（60〜40％以下）などは高度の肝壊死、肝硬変への移行を示唆する	**《急性増悪時》** ● **安静**：肝血流量の確保とエネルギー代謝の節約のため。長期療養が必要となるため、ストレスや不安を抱くことが多い。安静の必要性を具体的に説明し理解を得る ● **食事療法**：高蛋白、高カロリーで栄養バランスのとれた食事内容とする。アルコールは禁止
	● 解熱鎮痛薬をIFN-αではIFN与薬2〜3時間後に、IFN-βではIFN与薬30〜60分前に与薬することで発熱ならびに随伴症状が軽度に抑えられる ● 骨髄抑制にかかる検査データに注目し、出血傾向の観察を十分に行い、感染予防に留意する ● 精神症状については自殺企図もあるため不眠、イライラなど前駆症状に注意が必要

慢性肝炎

■肝胆膵

肝癌

病態
- 95%が肝細胞癌（図1），3%が胆管細胞癌である．
- 肝細胞癌の90%が，B型・C型肝炎ウイルス感染による慢性肝疾患（慢性肝炎や肝硬変）を背景に発生する．
- 発癌の危険因子として，進行した肝硬変，男性，高齢，飲酒，ALT持続高値が挙げられる．
- 肝細胞癌は同時性，異時性に多発することが多い（多中心性発生）．

症状
- 肝癌に特異的な症状はない．多くは肝硬変を基盤とするため，末期を除いては肝硬変の症状と同一である．肝硬変では，全身倦怠感や易疲労感，微熱の持続，腹部膨満感などがみられる場合がある．

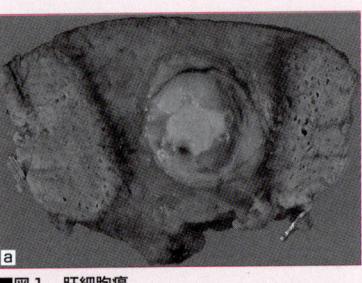

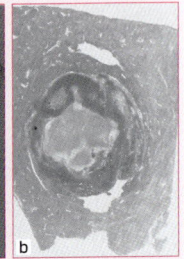

■図1 肝細胞癌
a：肉眼像，b：病理標本

検査と診断
- 慢性肝炎，肝硬変と診断された場合，発癌の危険群としての経過観察が重要である．
- 肝細胞癌の診断には，腫瘍マーカーとしてのAFPやPIVKA-IIが有用である．
- 画像検査としては，腹部超音波検査（US），腹部造影CT検査の有用性が高い．
- 画像上確定診断が得られない場合，超音波ガイド下に肝生検を行い病理組織学的に診断する．

> **ココがポイント！** 肝細胞癌の治療方針は，肝機能と腫瘍の病態の両面から決定する必要がある！

治療
- 治療法は，腫瘍数と大きさ，部位，背景肝の肝予備能により，外科的肝切除，内科的局所療法（経皮的エタノール注入療法〈PEIT〉，マイクロ波凝固療法〈MCT〉，ラジオ波凝固療法〈RFA〉，肝動脈化学塞栓療法（TACE）などが選択される（**図2**）．
- 肝機能の面から切除不能な場合，一定の基準を満たした腫瘍では肝移植も行われている．

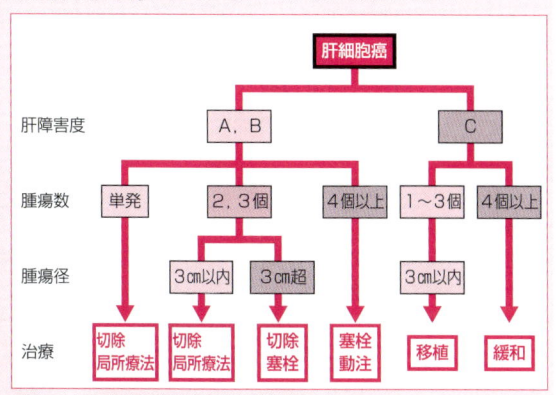

```
                    肝細胞癌
          ┌───────────┴───────────┐
肝障害度  A, B                     C
      ┌────┼────┐             ┌────┴────┐
腫瘍数 単発  2, 3個  4個以上    1～3個   4個以上
            ┌─┴─┐               │
腫瘍径   3cm以内 3cm超         3cm以内
         │    │    │    │       │        │
治療   切除  切除  切除  塞栓   移植     緩和
      局所療法 局所療法 塞栓 動注
```

■図2 肝細胞癌治療のアルゴリズム
（科学的根拠に基づく肝癌診療ガイドライン作成に関する研究班編，科学的根拠に基づく肝癌診療ガイドライン2005年度版．金原出版；2005より）

合併症
- **内科的局所療法**：治療中の疼痛と治療後の発熱．致死的な合併症として出血，膿瘍，消化管穿孔などがある．
- **外科的肝切除**：出血や肝不全，膿瘍．

薬剤
- **肝動脈化学塞栓療法（TACE）**：リピオドールウルトラフルイドと抗癌剤（シスプラチン，エピルビシン，ドキソルビシンなど）の混合液（エマルジョン）が使用されている．
- **進行肝細胞癌**：5-FUやCDDP（シスプラチン）の動注療法，インターフェロン併用5-FU動注療法などが行われているが，科学的根拠がある治療法ではない．

> **ココがポイント！** 肝細胞癌は再発率の高い腫瘍で，特に多中心性発生を警戒！ 局所が完全治癒しても，80％が5年以内に再発する！

●肝癌

●看護のポイント

観察事項	観察されること，注意点
●全身倦怠感，発熱，食欲不振，黄疸，腹水，貧血，出血傾向，食道静脈瘤 ●肝性脳症（羽ばたき振戦，錯乱，昏睡） ⇒経皮的治療については経皮的肝癌局所治療の項（p.109）を参照	
《手術後の主な合併症》 ●後出血（術当日〜2日目） 　●創部，ドレーン挿入部，排液の性状 　●バイタルサインの変動，Hb,Ht,PLT,プロトロンビン時間のデータの変動 ●呼吸器合併症 ⇒食道癌の看護のポイント（p.142）を参照 ●肝不全 　●黄疸，倦怠感，悪心，腹部膨満 　●肝機能データ，出血傾向 　●意識レベル，不穏，羽ばたき振戦	●肝切離面ドレーン，胆嚢摘出部，ドレーン刺入部筋層などからの出血が多い ●見当識障害から始まるため言動などに注意が必要

> **注意** ● 初期は無症状で経過するため,症状のみでなく,検査所見の推移を注意深く観察する必要がある.

考えられること	対応
● 肝癌の初期では症状を認めないことが多い	● 肝血流量の増加や肝再生に必要な栄養補給のため,食後2時間は安静にする
● 肝硬変があると,門脈圧が亢進し,血液凝固因子が欠乏しているため,特に72時間以内は後出血に注意が必要	● 医師の指示に従って術後は低めに血圧をコントロールする ● データやドレーン排液の量,性状を注意深く観察.100 mL/時以上のときは止血のため再手術となる可能性が高く,早急に医師へ報告する
● 肝血流量の低下,肝予備能力の低下のため肝不全に陥る	● 不穏状態となり安静が保てない場合もあるため,安全管理にも十分に注意する

肝癌

■肝胆膵

胆石症・胆嚢炎

病態
- **胆石症**：結石の存在部位により，胆嚢胆石，総胆管結石，肝内結石に分類される．その症状は右季肋部から背部にかけての疝痛発作が多い．
- **胆嚢炎**：胆石の頸部嵌頓により，胆嚢の血流障害・細菌感染をきたしたもの．発熱と右季肋部の圧痛（マーフィー徴候）を認める．
- 総胆管結石による急性胆管炎では腹痛，発熱に加えて黄疸を認める（シャルコーの3徴）．急性化膿性胆管炎では早期に重症化し，敗血症性ショックに陥る危険性がある．

検査と診断
- 腹部超音波検査（US）が最も有用な診断法である．急性胆嚢炎では胆嚢の腫大，壁肥厚，胆嚢周囲に無エコー域が認められる．
- 胆管結石の診断にMR胆管膵管造影（MRCP）や内視鏡的逆行性胆管膵管造影（ERCP）が用いられる．

治療
- 痛みがあれば手術（胆嚢摘出術）を勧める．
- 急性胆嚢炎に対しては早期手術が推奨されている．
- 炎症を早期に鎮静化する目的で，経皮経肝胆嚢ドレナージ（PTGBD），胆嚢穿刺吸引術（PTGBA，図1）が選択されることがある．

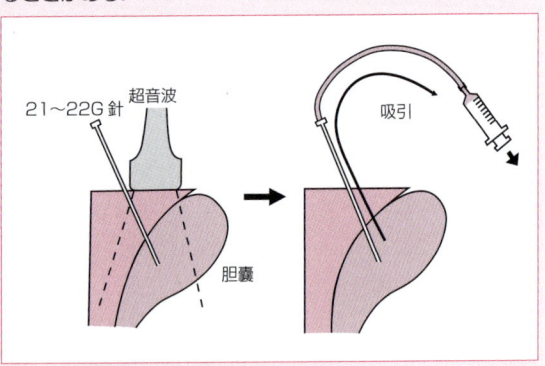

■図1　胆嚢穿刺吸引術（PTGBA）
エコー像をみながら肝実質を介して胆嚢に穿刺針を確実に刺す．単純な胆嚢炎には高い治療効果が得られる．

| 治療 | ●総胆管結石に対しては，内視鏡的乳頭括約筋切開術（EST）あるいは乳頭バルーン拡張（EPBD）による切石が行われる．
●急性胆管炎では全身的な抗菌薬の投与とともに，速やかな感染胆汁のドレナージ（内視鏡的，経皮経肝的）が重要である． |
|---|---|
| 合併症 | ●胆嚢摘出は近年腹腔鏡下に行われることが多いが，胆管損傷が最も大きな合併症である．
●ERCPや内視鏡的胆道ドレナージ，EST/EPBDの偶発症として，出血，急性膵炎がある． |
| 薬剤 | ●胆石発作に対して鎮痙目的に抗コリン薬（フロプロピオン〈コスパノン®〉，臭化ブトロピウム〈コリオパン®〉）が使用される．
●急性胆嚢炎の保存療法は絶飲食と補液・抗菌薬の投与である．抗菌薬は胆汁移行のよいセフェム系（スルペラゾン®など）が用いられることが多い． |

> **ココがポイント！** 急性化膿性胆管炎では数時間で死に至る可能性があるため，発熱・黄疸の確認と腹部US，MRCPを用いた鑑別診断，迅速な対応が重要！

胆石症・胆嚢炎

●胆石症・胆嚢炎

●看護のポイント

観察事項	観察されること，注意点
●食後に起こる心窩部〜胸部，上腹部，右背部の反復する疝痛 ●悪心・嘔吐，発熱 ●炎症反応の上昇	●軽症では，37℃台の微熱や右上腹部の鈍痛だけの場合もある ●食事制限，抗菌薬投与で軽減するものは発症後2〜3日で寛解する ●発症後，2〜3日以上の疼痛が持続する場合，胆嚢壊死穿孔の可能性があるため，疼痛の持続時間は疾患の消長をみるのに重要である ●重症では疝痛発作，高熱を呈し，ショック状態（冷汗，血圧低下，脈拍微弱，顔色不良，意識混濁など）になることがある ●急性胆嚢炎では腹痛とともに38℃以上の発熱がみられることが多い

注意	● 軽症の場合でも何らかの誘因で急激にショック状態に陥る場合があるため，バイタルサインの変動，脱水，栄養状態の管理が重要となる．

考えられること	対応
● 胆石があっても炎症，嵌頓，胆道閉鎖がないときは無症状である ● 疼痛が72時間以内に消失したときは結石が胆嚢内に戻るか，胆道を通過したと考えられる	● 軽症の場合は食事制限（脂肪制限），抗菌薬の投与 ● 腹痛，発熱，疝痛発作があるときは絶食とする ● 適切な鎮痛薬の投与．腹壁の緊張をとる安楽な体位を保つ ● バイタルサインを注意深く観察し，ショックの予兆を見逃さないようにする ● 症状がみられたときは早急に医師へ報告する．輸液療法，副腎皮質ステロイド，カテコールアミンの与薬などの指示を確実に実施する ● 薬物療法のほか内視鏡的胆石排除法，または手術が実施される ⇒胆嚢摘出術，内視鏡的胆石切石術の項（p.107）を参照

胆石症・胆嚢炎などの際の食事制限の指導

疝痛発作は，脂肪食摂取に起因するため，低脂肪食（30g/日以下）とするが，蛋白質が不足しないように考慮する．また，アルコール，コーヒーなどの刺激物は発作の誘因となるので，避けるように指導する．

肝胆膵
胆嚢癌・胆管癌

病態
- 欧米では胆嚢癌の80%以上，日本でも50〜60%に胆石の合併を認める．
- 先天異常としての膵胆管合流異常は，胆嚢・胆管癌の高リスク群である．
- 胆管癌では癌の進行に伴う黄疸を初発症状とすることが多い．進行癌では切除できても予後は不良．

症状
- 胆嚢癌は初期においてはほとんど症状を現さない．

検査と診断
- 胆嚢癌の発見には腹部超音波検査（US）が最も有用である．胆管癌では腫瘍の描出が困難な場合があるが，間接所見としての胆管拡張が重要な所見である．
- 進行度（壁深達度，肝浸潤，転移，腹膜播種の有無）の評価にはCTや超音波内視鏡検査が有用である．
- 腫瘍マーカーとして，CA19-9の上昇が認められる．

治療
- 手術のみが根治的治療法である．
- 胆嚢癌（図1）では進行度により，胆嚢摘出術に加え肝切除，リンパ節郭清，胆管切除，時に膵頭十二指腸切除が選択される．
- 胆管癌では閉塞性黄疸を伴っていることが多いので，まず減黄処置（ENBD〈経鼻胆管ドレナージ〉やPTCD〈経皮経肝胆道ドレナージ〉）を行う．
- 胆管癌では胆管切除とリンパ節郭清が基本であるが，腫瘍の存在部

■図1　胆嚢癌
a：肉眼像，b：病理標本．

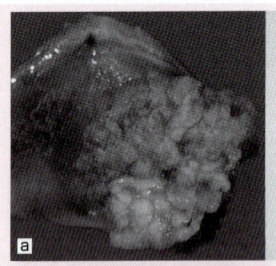

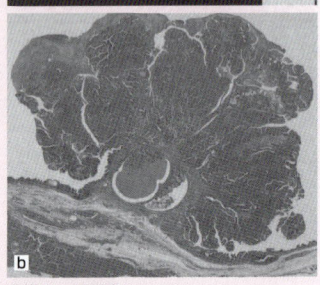

治療
位によって，肝門部胆管癌では肝葉切除，中下部胆管癌では膵頭十二指腸切除が選択される．
- 切除不能な例では放射線療法や化学療法（抗癌剤投与）が行われるが，標準的治療として確立されたものはない．

合併症
- 大量肝切除や膵頭十二指腸切除を伴う手術では，術後肝不全の危険性，術後出血や胆汁漏・膵液漏，縫合不全の可能性がある．
- 化学放射線療法に伴う合併症は，特殊なものを除けば軽度である．

薬剤
- 胆嚢・胆管癌に対する抗癌剤の奏効率は低く，標準的な投与法は確立されていない．
- これまで抗癌剤として5-FUが最も多く用いられてきたが，奏効率は10％程度であり，2006年保険適用となった塩酸ゲムシタビン（ジェムザール®），2007年に適用となったTS-1®に期待がもたれている．

> **ココがポイント！** 高リスク群である膵胆管合流異常を見落とさない！ また胆石症で手術を行う際には，癌が潜在している可能性を認識すること！

●胆嚢癌・胆管癌

●看護のポイント

観察事項	観察されること，注意点
●胆管癌 　●食欲不振，瘙痒感，黄疸，全身倦怠感 ●胆嚢癌 　●胆石発作，右季肋部圧痛，発熱	
《手術後の主な合併症》 ●胆汁漏 　●ドレーンからの排液の量，性状（胆管チューブ，肝切離面ドレーン，胆管空腸吻合部ドレーン） 　●発熱，炎症反応の上昇，腹痛 ●皮下気腫，術後腹部はり感など（腹腔鏡下の場合）	●黄色の胆汁様排液がみられないかどうかを観察する

注意	●腹腔鏡下胆嚢摘出術は比較的簡単な手術と考えられがちだが,開腹手術に移行したり合併症により思わぬ事態となったりする可能性のある術式であることを認識しておく必要がある.

考えられること	対応
●胆管癌は自覚症状としては無症状のことが多い	●術前に高度な黄疸がある場合は黄疸を減少させるためPTCD(経皮経肝胆道ドレナージ)などが実施される
●胆汁様排液がみられる場合,縫合不全,胆汁漏出が考えられる	●徴候がみられるときは早急に医師へ報告し,指示を確認する
	●皮下気腫などは自然に吸収されていくため心配しないよう患者へ説明する

胆嚢癌・胆管癌

■肝胆膵

急性膵炎・慢性膵炎

病態

- **急性膵炎**：膵臓の急性の炎症性疾患で，原因としてアルコールが最も多く，ついで胆石である．多くは保存療法で軽快するが，1/4が重症化し，その2割程度が死亡する．
- **慢性膵炎**：膵臓に線維化や細胞浸潤，実質の脱落などの変化が生じる慢性疾患である．原因としてアルコールが最も多い．最近，自己免疫機序が発症に関与する「自己免疫性膵炎」が注目されている．
- 慢性膵炎の病期分類
  - **代償期**：腹痛が主症状で，膵機能がまだ保たれている状態．
  - **非代償期**：膵が荒廃した末期的な状態．腹痛は軽快するが，膵内外分泌機能不全による症状（食欲低下，体重減少，耐糖能異常など）が出現する．

症状

- **急性膵炎**：上腹部の激痛など．
- **慢性膵炎**：腹痛や背部痛が認められることが多い．またインスリン分泌低下に伴う耐糖能異常による口渇・多飲も認められる．

検査と診断

- 急性膵炎診断基準は，以下の3項目中2項目を満たし，他の急性腹症を除外したものである．
  ①上腹部に急性腹痛発作と圧痛がある．
  ②血中・尿中・腹水中に膵酵素の上昇がある．
  ③画像で膵臓に急性膵炎に伴う異常がある．
- 急性膵炎では重症度判定基準に基づく重症度判定が重要である（**表1**）．
- 慢性膵炎の診断は「慢性膵炎の臨床診断基準*」を参考にする．CTあるいは超音波検査で膵石が，ERCP（内視鏡的逆行性胆管膵管造影）で膵管の不規則な拡張が認められる．
- 自己免疫性膵炎では各種自己抗体とともに，IgG4が高値を呈することが多い．

> **ココがポイント！**
> - 重症急性膵炎は，致死率がきわめて高い！
> - 慢性膵炎治療には禁酒が重要！

---

* http://www.nanbyou.or.jp/sikkan/111_i.htm参照．

検査と診断

■表1 急性膵炎の重症度スコアと重症度分類

重症度スコア		
予後因子①	ショック,呼吸困難,神経症状 重症感染症,出血傾向 Ht≦30%,BE≦−3mEq/L BUN≧40mg/dL(あるいはCr≧2.0mg/dL)	各2点
予後因子②	LDH≧700IU/L,PaO_2≦60mmHg Ca≦7.5mg/dL,FBS≧200mg/dL TP≦6.0g/dL,PLT≦10×10^4/mm^2 PT≧15sec,画像grade≧Ⅳ	各1点
予後因子③	SIRS診断基準における陽性項目数≧3	2点
	年齢≧70歳	1点

該当する項目の点数の合計を重症度スコアとする
原則として入院48時間以内に判定し,以後,経時的に検索する

重症度分類
重 症:予後因子①が1項目,あるいは予後因子②が2項目以上陽性のもの
中等症:臨床徴候の予後因子①はみられず,血液検査成績の予後因子①の検査値は異常値を示すが陽性とはならず,あるいは予後因子②が1項目のみ陽性のもの
軽 症:予後因子①および予後因子②をいずれも認めず,血液検査成績も正常に近いもの

治療

- 急性膵炎では「急性膵炎の診療ガイドライン」に基づいた治療方針を立てる.急性膵炎の初期治療は絶飲食と適切な補液であるが,重症膵炎や臓器障害を併発したものでは集中治療が行える「高度医療施設」への搬送が必要である.
- 慢性膵炎の治療は対症療法が中心となる.アルコール性慢性膵炎では禁酒が必須である.膵管内圧を減少させる目的で手術や内視鏡的な膵石の除去も行われる.
- 膵外分泌を抑制するために食事療法(1日30g以下の脂肪摂取制限)が行われる.
- 自己免疫性膵炎ではステロイドが奏効する.

合併症

- 急性膵炎で膵壊死に感染を合併するときわめて致死率が高い.
- 合併症ではないが,慢性膵炎では膵癌との鑑別が問題となることがある.また,アルコール依存に対しては,精神科や心療内科との連携も時に必要となる.

薬剤

- 急性膵炎では適切な補液とともに,予防的抗菌薬,蛋白分解酵素阻害薬が使用される.
- 慢性膵炎では消化酵素,鎮痙薬(フロプロピオン〈コスパン®〉),蛋白分解酵素阻害薬(メシル酸カモスタット〈フオイパン®〉)などが投与される.

● 急性膵炎・慢性膵炎

●看護のポイント

観察事項	観察されること，注意点
《急性膵炎》 ● 腹部・上腹部痛，圧痛，悪心・嘔吐 ● 既往歴，食事，アルコールなどの誘因の有無 ● ショック症状 　● バイタルサイン	● アルコール性膵炎の場合は心窩部，右季肋部に疼痛を生じることが多い．腹膜炎を併発している場合は腹部全体の疼痛を訴える ● 急性膵炎は再発が多く，既往やアルコールが誘因として考えられるため基礎疾患，生活習慣，飲酒の状況を確認する
《慢性膵炎》 ● 心窩部や上腹部全体の腹痛，背部への放散痛 ● 食欲不振，悪心・嘔吐，下痢，便秘，腹部膨満感，全身倦怠感	● 腹痛は飲酒，過食，脂肪食で誘発されやすい

注意	急性膵炎は特殊な治療を行うことなく軽快するものから，重症急性膵炎となり死に至るものまでとさまざまであることから，重症化の予兆に注意しながら対応する必要がある．

考えられること	対応
● 重症膵炎では多臓器不全へと進展することがある．バイタルサインの変動は重篤化への徴候と考えられる	● 膵液分泌の抑制のため絶食 ● 完全静脈栄養の実施 ● 鎮痛薬の投与．薬剤投与の際，バイタルサインの変化に注意 ● 循環血液量の確保のための輸液，対ショック療法として副腎皮質ホルモンの大量投与などが行われる場合がある ● 回復後，食事療法として禁酒，脂肪摂取を20〜30g/日に抑え，良質の蛋白質を摂取するよう説明する

	● 慢性膵炎の病期を代償期，非代償期に分けて治療は行われる
	● 代償期
	  ● 絶食，輸液療法
	  ● 疼痛対策として抗コリン薬，NSAIDs
	  ● 制酸薬，消化酵素薬，膵酵素阻害薬
	● 非代償期
	  ● 消化酵素薬，脂質性ビタミン剤
	  ● 食事療法
	  ● インスリン療法
	● そのほかの対応については急性期に準じる

急性膵炎・慢性膵炎

■肝胆膵

膵癌

病態

- 主として膵管上皮から発生する悪性腫瘍である.
- 発見時には高度進行例が多く,切除適応は約20%.
- きわめて予後不良で,切除例の5年生存率は10%程度. 診断後,局所進行癌では予後10か月,転移陽性例では4〜5か月程度である.
- **予後が不良である理由**:早期発見が困難,進行が早く転移をきたしやすい,抗癌剤が効きにくいなど.

症状

- 初発症状は腹痛と黄疸,末期になると強い背部痛を訴えることが多い.

検査と診断

- 腹部超音波検査(US)やCTにより,腫瘍自体を描出するか,間接所見としての膵管の拡張像を検出する.
- 腫瘍を癌と診断するために内視鏡的逆行性胆管膵管造影(ERCP)に並行して行う細胞診または超音波内視鏡下生検を行う.
- 治療方針決定のためにCTで進行度(腫瘍の大きさ,周囲組織への浸潤・転移の有無)を評価する.
- 腫瘍マーカーとしてのCA19-9は約70%の症例で陽性となる.

治療

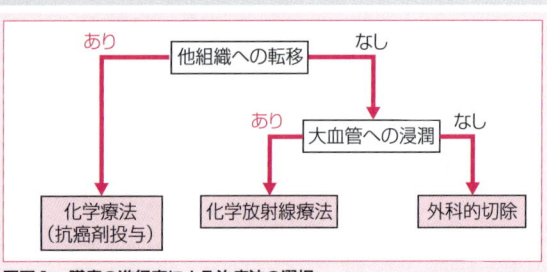

```
              他組織への転移
         あり              なし
          │                │
          │           大血管への浸潤
          │         あり         なし
          ▼          ▼           ▼
      化学療法    化学放射線療法   外科的切除
    (抗癌剤投与)
```

■図1 膵癌の進行度による治療法の選択

> **ココがポイント!** 膵癌は手術が唯一の根治的治療法であるが,切除できても再発の危険性が高くきわめて予後が不良である!

治療
- 進行度により治療法が異なる（**図1**）.
- 転移がなく，大血管への浸潤がないものが切除の適応となる．切除のみが唯一の根治的治療となりうる．
- 転移はないが，大血管への浸潤があって切除できないもの（局所進行癌）は化学放射線療法を選択する．
- 転移陽性例では化学療法（抗癌剤投与）を選択する．

合併症
- 膵頭部癌に対して施行される膵頭十二指腸切除は大きな手術であり，手術関連死亡は3～4％程度と高率である．
- 手術の合併症として，出血・縫合不全・膵液漏・腹腔内膿瘍があり，長期合併症として糖尿病・胆管炎の発生がある．
- 抗癌剤（塩酸ゲムシタビン〈ジェムザール®〉，TS-1®）の副作用は比較的軽度である．

薬剤
- 化学療法としては注射薬の塩酸ゲムシタビンが第一選択であり，経口薬としてのTS-1®，あるいは塩酸ゲムシタビンとTS-1®の併用にも期待がもたれる．

●膵癌

●看護のポイント

観察事項	観察されること，注意点
●体重減少，腹痛，食欲不振 ●黄疸 ●出血傾向，吐血・下血の有無	●膵頭部癌では黄疸を伴っている場合が多い．膵体尾部癌では黄疸が出現しにくい
《手術後の主な合併症》 ●後出血 ●縫合不全（食道癌の看護のポイント〈p.144〉を参照） ●肝不全（肝癌の看護のポイント〈p.180〉を参照） ●糖代謝障害 　●血糖・尿糖・ケトン体の値 　●血糖日内変動 　●低血糖症状や高血糖症状 　**低血糖症状**：発汗，振戦，動悸，頻脈，めまい，生あくび，思考力低下，意識混濁，昏睡 　**高血糖症状**：異常な口渇，倦怠感，意識混濁，昏睡	●膵切除により血糖コントロールが不安定になるため，血糖値の変動に注意する

注意	● 術後経過が長くなることが多いため，術後の患者の精神的ストレスにも対応していく必要がある.

考えられること	対応
	● 栄養状態が不良の場合，完全静脈栄養が開始される場合もある
● ドレーン排液のアミラーゼ値が5,000単位以上で膵液漏が疑われる	● 膵全摘術後は血糖を一定範囲内に保つよう1〜2時間おきに測定するなど厳密な血糖コントロールが必要となる

膵癌

■腹膜

腹膜疾患（腹膜炎，ヘルニアなど）

病態

- **腹膜炎**：腹膜に炎症が起こった状態．急性炎症による急性腹膜炎，慢性炎症による慢性腹膜炎に分ける．また，腹膜全般に広がった汎発性，限局した限局性に分ける．
- **腹膜播種・癌性腹膜炎**：腹腔内に癌が広がった状態．腹膜腫瘍（続発性）としては最も高頻度にみられる．
- **腹膜偽粘液腫**：虫垂や卵巣の粘液産生腫瘍細胞が腹膜内に播種し，ゼラチン様物質が腹腔内に貯留した状態をいう．
- **腹膜中皮腫**：壁側腹膜，臓側腹膜の漿膜組織の中皮細胞より発生するきわめてまれな腫瘍．ほとんどが悪性である．

原因

- **消化管穿孔**：圧倒的に多い．胃・十二指腸潰瘍穿孔や急性虫垂炎，外傷性消化管穿孔，縫合不全，絞扼性腸閉塞，腸間膜血管閉塞，放射線障害による腸管壊死に伴う穿孔，悪性腫瘍や炎症性腸疾患による穿孔，胆嚢穿孔など．
- **その他**：急性膵炎や肝膿瘍破裂，女性生殖器炎症の波及など．

症状

- 腹痛や腹膜刺激症状（筋性防御やブルンベルグ徴候），腸管麻痺による腹部膨満などを認める．身体所見は圧痛や腸音の消失などがみられる．
- **急性・汎発性腹膜炎**：細胞外液が著明に減少し，細菌やその毒素であるエンドトキシンなどが全身に広がることにより，高熱，脱水，頻脈，血圧低下，乏尿，ショックなどの重篤な全身症状がみられる．

検査と診断

- 消化管穿孔が原因の場合，腹腔内の遊離ガス像の存在が診断上きわめて重要な所見である．腹部X線と腹部CT検査を組み合わせて行い，その存在を明らかにする．
- 急性腹膜炎はいわゆる急性腹症の範疇に入り，すぐさま手術が必要かどうかをまず判断する．

> **ココがポイント！** 腸管穿孔を伴わない絞扼性腸閉塞の初期は，激しい腹膜炎症状，全身状態の悪化を伴わない場合があるため注意する．早期手術で腸管が守れる！

治療

- **腹膜炎**：保存的治療は十分な補液による細胞外液の保持と適切な抗菌薬の投与．細菌性ショックや乏尿がみられる場合は，ドパミンやドブタミンなどのカテコールアミンを投与して血圧や腎血流の改善を図る．
- **急性・汎発性腹膜炎**：手術は，保存的治療だけでは限界があり，時機を逸すると敗血症からDIC症候群や多臓器不全（MOF）を起こし，死の転帰をとる可能性が高いときに行う．手術のポイントは原因の除去である．早期に開腹して，腹腔内を十分に洗浄した後，原因を除去する．再び腹腔内洗浄した後，ドレーンを挿入する．

合併症

- 腹膜炎で生じた腹水によって小腸で癒着が起こり，腸閉塞を起こすことがある．

MEMO

ヘルニアの理解と治療

- **ヘルニアの定義**：腹壁や腹腔の隔壁にある生理的あるいは病的な間隙を通って，腹腔内臓器が壁側腹膜とともに腹外に脱出するものをいう．
- ヘルニアはヘルニア門・ヘルニア嚢・ヘルニア内容の3要素からなる．ヘルニア門とは出口である腹壁の間隙を，ヘルニア嚢とはそこから突出した腹膜の袋状の部分を，ヘルニア内容とは脱出した臓器をいう．ヘルニア内容は小腸が最も多い．
- 鼠径部に出る鼠径ヘルニアが最も頻度が高く，鼠径靭帯直下に生じるものを大腿ヘルニア，筋肉を欠き抵抗が弱い臍や，開腹術などによる瘢痕部分で生じるヘルニアを，それぞれ臍ヘルニア，腹壁瘢痕ヘルニアという．
- 外からの圧迫で簡単に還納できるもの（還納性ヘルニア）と還納できないもの（非還納性ヘルニア）がある．非還納性かつ血行障害を起こしたものを嵌頓ヘルニアといい，放置するとヘルニア内容の壊死・穿孔が生じる．
- ヘルニアの根治的治療は手術．手術の原則は，ヘルニア内容の還納，ヘルニア嚢の切除，ヘルニア門の閉鎖である．
- ヘルニア門の閉鎖にはメッシュを用いる場合が多く，術後の疼痛の軽減，早期退院が実現され，再発率も低下している．
- ヘルニア（特に鼠径ヘルニア）に対する腹腔鏡下手術は一時期盛んに行われたが，その適応は限定的となりつつある．

●腹膜疾患（腹膜炎，ヘルニアなど）

●看護のポイント

観察事項	観察されること，注意点
【腹膜炎】 ● 腹痛，腹膜刺激症状 ● 腹部膨満感 ● 腸蠕動音の減弱 《急性腹膜炎》 ● 腹部の激痛，圧痛，ブルンベルグ徴候 ● 高熱，頻脈，血圧低下，乏尿などのショック症状	● 汎発性腹膜炎では腹痛は原因部位が最も強く，腹部全体に及ぶ ● 限局性腹膜炎では原疾患の部位に応じて疼痛が局所に限局される
【鼠径ヘルニア】 ● 鼠径部の軟らかい腫れ ● 腹部不快感，腹痛 ● 嵌頓状態（入り込んだ腸が元に戻らなくなった状態） 《手術後の主な合併症》 ● 患側陰嚢内血腫の形成 　● 腫脹，発赤，疼痛 ● 便秘 　● 便の性状，排便回数の確認	● 初期には立位をとったときや，腹圧をかけたときに膨らみが生じる

注意	● 急性腹膜炎では播種性血管内凝固（DIC）症候群や多臓器不全などで重症化し，ショック症状を起こすこともあるため，症状の変化，バイタルサインの観察が重要である．

考えられること	対応
● 急性腹膜炎では細胞外液が著明に減少し，細菌やその毒素であるエンドトキシンなどが全身に広がることにより，左記の症状がみられる ● DIC症候群や多臓器不全の場合，手術となる	● 適切な鎮静薬の投与 ● 患者の苦痛，不安の軽減に努める．両膝を曲げ，腹壁の緊張をとるように身体を曲げるなどの安楽な体位を工夫する ● 鎮痛薬使用後は意識がもうろうとしている場合もあるため，ベッドからの転落や転倒に注意する ● 細胞外液保持のための十分な輸液 ● 抗菌薬の投与 ● 細菌性ショックや乏尿がみられる場合，医師の指示のもと，塩酸ドパミンや塩酸ドブタミンなどのカテコールアミンの投与．投与の際にはバイタルサインの変化に注意する
● 加齢とともに腹壁の筋膜が弱まり，その弱くなった部分を通って腹膜の嚢が出てきてしまうために生じる ● 嵌頓状態が長く続くと，脱出した腸管の血流が悪くなって壊死に陥る	● 重篤な状態になった場合には緊急手術 ● 血腫が大きい場合は穿刺し，吸引する ● **再発予防**：術後，腹圧の上昇を避けるため，咳嗽時は創部を軽く圧迫し保護する．便秘，鼓腸に対しては下剤を使用し便通コントロールを図る

腹膜疾患

●付録　よく用いられる略語・英語一覧

略語	英語	日本語
A AA	abdominal aorta	腹部大動脈
AAC	antibiotics-associated colitis	抗生物質起因性大腸炎
AAHC	antibiotics associated hemorrhagic colitis	抗生物質起因性出血性大腸炎
Abd.	abdomen	腹部
ABG	arterial blood gas	動脈血液ガス
AC	ascending colon	上行結腸
ac.	acute	急性の
ACH	adenocortical hormone	副腎皮質ホルモン
Ach	acetylcholine	アセチルコリン
adeno.	adenocarcinoma	腺癌
ADH	antidiuretic hormone	抗利尿ホルモン
ADL	activities of daily living	日常生活動作
Adm.	admission	入院
AF	atrial flutter	心房粗動
Af	atrial fibrillation	心房細動
AFP	alpha-fetoprotein	α-胎児蛋白（腫瘍マーカーの一つ）
AGDML	acute gastro-duodenal mucosal lesion	急性胃・十二指腸粘膜病変
AGE	acute gastroenteritis	急性胃腸炎
AGML	acute gastric mucosal lesin	急性胃粘膜病変
AH	acute hepatitis	急性肝炎
AHC	acute hemorrhagic colitis	急性出血性大腸炎
AHF	acute hepatic failure	急性肝不全
AHP	acute hemorrhagic pancreatitis	急性出血性膵炎
AIH	autoimmune hepatitis	自己免疫性肝炎
Alb	albumin	アルブミン
ALD	alcoholic liver disease	アルコール性肝障害
ALF	acute liver failure	急性肝不全
Alp	alkaline phosphatase	アルカリホスファターゼ
ALT	alanine aminotransferase	アラニンアミノトランスフェラーゼ
angio.	angiography	血管造影
AOC	acute obstructive cholangitis	急性閉塞性胆管炎
a-PBC	asymptomatic primary biliary cirrhosis	無症候性原発性胆汁性肝硬変
APBD	anomalous arrangement of pancreaticobiliary ducts	膵管胆道合流異常
Appe	appendicitis	虫垂炎

略語	英語	日本語
APTT	activated partial thromboplastin time	活性化部分トロンボプラスチン時間
ARDS	acute respiratory distress syndrome	急性呼吸窮迫症候群
ARDS	adult respiratory distress syndrome	成人呼吸窮迫症候群
ARF	acute renal failure	急性腎不全
ARF	acute respiratory failure	急性呼吸不全
AST	asparate aminotransferase	アスパラギン酸アミノトランスフェラーゼ
AVH	acute viral hepatitis	急性ウイルス性肝炎
B B-Ⅰ	Billroth Ⅰ type	ビルロートⅠ法
B-Ⅱ	Billroth Ⅱ type	ビルロートⅡ法
Ba	barium	バリウム
BD	bile duct	胆管
BF	bio-feedback therapy	バイオフィードバック療法
BG	blood glucose	血糖
BGA	blood gas analysis	血液ガス分析
bil.	bilirubin	ビリルビン
BL	blood loss	出血量, 失血
BMI	body mass index	体格指数, 比体重, 体容量指数
BMR	basal metabolic rate	基礎代謝率
Borr	Borrmann	ボールマン胃癌（分類）
BRTO	balloon-occluded retrograde transvenous obliteration	バルーン閉塞下逆行性静脈的塞栓術
BS	bowel sound	腸雑音
BUN	blood urea nitrogen	血液尿素窒素
BX	biopsy	生検
C Ca	calcium	カルシウム
Ca. CA	carcinoma, cancer	癌
CA19-9	carbohydrate antigen19-9	糖鎖抗原19-9（腫瘍マーカーの一つ）
CBD	common bile duct	総胆管
CCC	cholangiocellular carcinoma	胆管細胞癌
Ccr	creatinine clearance	クレアチニンクリアランス
CD	Crohn's disease	クローン病
CEA	carcinoembryonic antigen	癌胎児性抗原
CF	colonofiberscopy	大腸ファイバースコープ検査法
CH	chronic hepatitis	慢性肝炎

略語	英語	日本語
CHD	common hepatic duct	総肝管
chemo.	chemotherapy	化学療法
CP	chronic pancreatitis	慢性膵炎
CPR	cardiopulmonary resuscitation	心肺蘇生法
CRP	C-reactive protein	C反応性蛋白
CRS	catheter related sepsis	カテーテル敗血症
CT	computed tomography	コンピュータ断層撮影法
CTR	cardio thoracic ratio	心胸比
CVP	central venous pressure	中心静脈圧
D DC	descending colon	下行結腸
DIC	drip infusion cholangiography	点滴静注胆道撮影法
DIC	disseminated intravascular coagulation (syndrome)	播種性血管内凝固（症候群）
DIP	drip infusion pyelography	点滴静注腎盂造影
DP	distal pancreatectomy	膵尾部切除術
DS	dumping syndrome	ダンピング症候群
DU	duodenal ulcer	十二指腸潰瘍
E EBD	endoscopic biliary drainage	内視鏡的胆道ドレナージ
E.coli	*Escherichia coli*	大腸菌
ED	elemental diet	成分栄養剤
EGC	early gastric cancer	早期胃癌
EIS	endoscopic injection sclerotherapy	内視鏡的硬化療法
EISL	endoscopic injection sclerotherapy with ligation	内視鏡的硬化療法・結紮術同時併用療法
EMR	endoscopic mucosal resection	内視鏡的粘膜切除術
ENBD	endoscopic naso-biliary drainage	内視鏡的経鼻的胆管ドレナージ
ENGBD	endoscopic naso-gallbladder drainage	内視鏡的経鼻的胆嚢ドレナージ
ENPBD	endoscopic naso-pancreaticobiliary drainage	内視鏡的経鼻的膵胆管ドレナージ
ENPD	endoscopic naso-pancreatic drainage	内視鏡的経鼻的膵管ドレナージ
EPCG	endoscopic pancreatocholangiography	内視鏡的膵胆管造影法
EPD	endoscopic papillary dilation	内視鏡的乳頭拡張術
EPT	endoscopic papillotomy	内視鏡的乳頭切開術
ERBD	endoscopic retrograde biliary drainage	内視鏡的逆行性胆管ドレナージ

略語	英語	日本語
ERBE	endoscopic retrograde biliary endoprosthesis	内視鏡的逆行性胆管内瘻術
ERC	endoscopic retrograde cholangiography	内視鏡的逆行性胆道造影法
ERCP	endoscopic retrograde cholangiopancreatography	内視鏡的逆行性胆管膵管造影
ERGBD	endoscopic retrograde gallbladder drainage	内視鏡的逆行性胆嚢ドレナージ
ERP	endoscopic retrograde pancreatography	内視鏡的逆行性膵管造影法
ESD	endoscopic submucosal dissection	内視鏡的粘膜下層剥離術
eso.	esophagus	食道
Eso ca	esophagus cancer	食道癌
EST	endoscopic sphincterotomy	内視鏡的乳頭括約筋切開術
EUS	endoscopic ultrasonography	超音波内視鏡検査
EV	esophageal varices	食道静脈瘤
EVL	endoscopic variceal ligation	内視鏡的食道静脈瘤結紮術
EVS	endoscopic variceal sclerotherapy	内視鏡的食道静脈瘤硬化療法
F FAP	familial adenomatous polyposis	家族性大腸腺腫性ポリポーシス
FBS	fiber bronchoscope	気管支ファイバースコープ
FCS	fiber colonoscope	大腸ファイバースコープ
FDP	fibrine degradation product	フィブリン分解物
FGS	fiber gastroscope	胃ファイバースコープ
FH	fulminant hepatitis	劇症肝炎
FHF	fulminant hepatic failure	劇症肝不全
FL	fatty liver	脂肪肝
FUO	fever of unknown origin	原因不明熱
G G ca	gastric cancer	胃癌
GAS	gastric acid secretion	胃酸分泌
GB	gallbladder	胆嚢
GBS	gallbladder stone	胆石
GE	glycerin enema	グリセリン浣腸
GER	gastroesophageal reflux	胃食道逆流現象
GERD	gastroesophageal reflux disease	胃食道逆流性疾患
GS	gallstone	胆石
GTT	glucose tolerance test	ブドウ糖負荷試験

略語	英語	日本語
GU	gastric ulcer	胃潰瘍
Gy	gray	グレイ（放射線量単位）
H HA	hepatitis A	A型肝炎
HAV	hepatitis A virus	A型肝炎ウイルス
HB	hepatitis B	B型肝炎
Hb	hemoglobin	ヘモグロビン
HBeAb	hepatitis B early antibody	B型肝炎e抗体
HBeAg	hepatitis B early antigen	B型肝炎e抗原
HBsAb	hepatitis B surface antibody	B型肝炎表面抗体
HBsAg	hepatitis B surface antigen	B型肝炎表面抗原
HBV	hepatitis B virus	B型肝炎ウイルス
HC	hepatitis C	C型肝炎
HC-Ab	hepatitis C antibody	C型肝炎ウイルス抗体
HCC	hepatocellular carcinoma	肝細胞癌
HCV	hepatitis C virus	C型肝炎ウイルス
Hemo	hemorrhoid	痔核
HGF	hepatocyte growth factor	肝細胞増殖因子
HNPCC	hereditary nonpolyposis colorectal cancer	遺伝性非ポリポーシス大腸癌
HOT	home oxygen therapy	在宅酸素療法
HP	*Helicobacter pylori*	ヘリコバクター・ピロリ，ピロリ菌
HPD	hepatectomy with pancreatoduodenectomy	膵頭十二指腸切除を伴う肝切除術
HPN	home parenteral nutrition	在宅中心静脈栄養
HPT	hepaplastin test	ヘパプラスチンテスト
HV	hepatic vein	肝静脈
I IA	intra-arterial	動脈内
IBD	inflammatory bowel disease	炎症性腸疾患
IBD	ischemic bowel disease	虚血性腸疾患
IBS	irritable bowel syndrome	過敏性腸症候群
IC	informed consent	インフォームド・コンセント
ICG	indocyanine green	インドシアニン・グリーン
IFN	interferon	インターフェロン
Im	middle intrathoracic esophagus	胸部中部食道
INF	infiltration	悪性腫瘍浸潤度
infect	infection	感染
IP	intravenous pyelography	静脈性腎盂造影（法）
IP	infusion pump	輸液注入ポンプ
IPH	idiopathic portal hypertension	特発性門脈圧亢進症
IRA	ileo-rectal anastomosis	回腸・直腸吻合

略語	英語	日本語
Iu	upper intrathoracic esophagus	胸部上部食道
IV	intravenous	静脈内投与
IVH	intravenous hyperalimentation	経静脈高カロリー輸液，中心静脈栄養
J JP	juvenile polyposis	若年性ポリポーシス
JPC	juvenile polyposis coli	若年性大腸ポリポーシス
K K cell	killer cell	キラー細胞
KUB	kidney, ureter and bladder	腎尿管膀胱（腹部単純X線の撮影範囲）
L LA	laparoscopic appendectomy	腹腔鏡下虫垂切除術
LAC	laparoscopic assisted colectomy	腹腔鏡補助下大腸切除術
L (AP) C	laparoscopic cholecystectomy	腹腔鏡下胆嚢摘出術
Lap (a)	laparoscopy	腹腔鏡
LAR	lower anterior resection	低位前方切除術
LAS	laparoscopically assisted surgery	腹腔鏡補助下手術
LB	liver biopsy	肝生検
LC	liver cirrhosis	肝硬変
LCC	liver cell carcinoma	肝細胞癌
LDH	lactate dehydrogenase	乳酸脱水素酵素
LFT	liver function test	肝機能検査
LN	lymph node	リンパ節
LOHF	late onset hepatic failure	遅発性肝不全
LRD	low residue diet	低残渣食
M MAS	malabsorption syndrome	吸収不良症候群
MB	middle body	胃体中部
MDR	multi drug resistance	多剤耐性
meta (s)	metastasis	癌の転移
ML	malignant lymphoma	悪性リンパ腫
MLP	multiple lymphomatous polyposis	多発性リンパ腫性ポリポーシス
MOF	multiple organ failure	多臓器不全
MODS	multiple organ disfunction syndrome	多臓器不全症候群
MPD	main pancreatic duct	主膵管
MPT	mucin-producing tumor (of pancreas)	粘膜産生（膵）腫瘍
MRCP	magnetic resonance cholangio-pancreatography	磁気共鳴胆道膵管造影法
MRI	magnetic resonance imaging	磁気共鳴撮像法
MRSA	methicillin-resistant *Staphylococcus aureus*	メチシリン耐性黄色ブドウ球菌

略語	英語	日本語
MSW	medical social worker	医療ソーシャルワーカー
MT	Mundtherapie (独)	患者への説明(ムンテラ)
MWS	Mallory-Weiss syndrome	マロリー・ワイス症候群
N N&V	nausea and vomiting	悪心・嘔吐
N/V/D	nausea vomiting and diarrhea	悪心・嘔吐,下痢
Na	natrium	ナトリウム
NAFLD	nonalcoholic fatty liver disease	非アルコール性脂肪性肝疾患
NAI	nutritional assessment index	栄養評価指数
NASH	nonalcoholic steatohepatitis	非アルコール性脂肪性肝炎
N-B	naso biliary (tube)	鼻・胆道チューブ
NBM	nothing by mouth	絶食
NEC	necrotizing enterocolitis	壊死性腸炎
NPO	non per oral	絶食
NSAIDs	non steroidal anti-inflammatory drugs	非ステロイド性抗炎症薬
NUD	non-ulcer dyspepsia	非潰瘍性消化不良
O OB	occult blood	潜血
Oint	ointment	軟膏
OP	operation	手術
OR	operating room	手術室
OT	occupational therapist	作業療法士
P P	phosphorus	リン
PaCO$_2$	arterial carbon dioxide tension	動脈血二酸化炭素分圧
PABA	*para*-aminobenzoic acid	パラアミノ安息香酸
PaO$_2$	arterial oxygen tension	動脈血酸素分圧
PAP	pulmonary artery pressure	肺動脈圧
PBC	primary biliary cirrhosis	原発性胆汁性肝硬変
PCA	patient controlled analgesia	自己調節鎮痛
PCD	polycystic disease	多発性嚢胞疾患
PD	pancreaticoduodenectomy	膵頭十二指腸切除術
PDT	photodynamic therapy	光線力学治療
PEG	percutaneous endoscopic gastrostomy	経皮的内視鏡下胃瘻造設
PEI, PEIT	percutaneous ethanol injection therapy	経皮的エタノール注入療法
Pes	esophageal pressure	食道内圧
PET	positron emission tomography	陽電子放射断層撮影法
PF	peritoneal fluid	腹水

略語	英語	日本語
PI	pulmonary infarction	肺梗塞
PIVKA-II	protein induced by vitamin K absence or antagonist II	ビタミンK欠乏または拮抗薬によって誘導される蛋白質
PK	Pankreaskrebs (独)	膵癌
PKK	Pankreaskopfkrebs (独)	膵頭部癌
PLC	primary liver cancer	原発性肝癌
PLT	platelet	血小板
PMC	pseudomembranous colitis	偽膜性大腸炎
PMCT	percutaneous microwave coagulation	経皮的マイクロ波凝固療法
PO_2	partial pressure of oxygen	酸素分圧
PPG	pylorus-preserving gastrectomy	幽門輪温存胃切除術
PpPD	pylorus-preserving pancreatoduodenectomy	幽門輪温存膵頭十二指腸
PSC	primary sclerosing cholangitis	原発性硬化性胆管炎
PSE	partial splenic embolization	部分的脾動脈塞栓術
PT	prothrombin time	プロトロンビン時間
PTBD	percutaneous transhepatic biliary drainage	経皮経肝胆道ドレナージ
PTC	percutaneous transhepatic cholangiography	経皮経肝胆管造影
PTCD	percutaneous transhepatic cholangiodrainage	経皮経肝胆道ドレナージ
PTGBD	percutaneous transhepatic gallbladder drainage	経皮経肝胆嚢ドレナージ
PTO	percutaneous transhepatic obliteration	経皮経肝(的)塞栓術
PTP	percutaneous transhepatic portography	経皮経肝(性)門脈造影法
PTPC	percutaneous transhepatic portal catheterization	経皮経肝門脈カテーテル法
PTPE	percutaneous transhepatic portal (vein) embolization	経皮経肝門脈造影塞栓術
PTRBD	percutaneous transhepatic retrograde biliary drainage	経皮経肝逆行性胆管ドレナージ
PUD	peptic ulcer disease	消化性潰瘍疾患
PV	papilla of Vater	十二指腸乳頭
PV	portal vein	門脈
Q QOL	quality of life	生活の質
R RBC	red blood cell	赤血球
R ca (RK)	rectal cancer	直腸癌
RE	reflux esophagitis	逆流性食道炎

略語	英語	日本語
RFA	radiofrequency ablation	ラジオ波凝固療法
RR	recovery room	回復室
Rs	rectosigmoid	直腸S状部
RT	radiation therapy	放射線療法
RTBD	retrograde transhepatic biliary drainage	逆行性経胆管経肝ドレナージ
RTP	radiation therapy planning	放射線治療計画
R-Y	Roux-en Y-anastmosis	ルーワイ吻合術
S SASP	salicylazosulfapyridine	サラゾピリン®
SBO	small bowel obstruction	小腸閉塞
SBP	spontaneous bacterial peritonitis	特発性細菌性腹膜炎
SB tube	Sengstaken-Blakemore tube	食道静脈瘤止血用チューブ（エスビーチューブ）
SCA	selective celiac angiography	選択的腹腔動脈造影法
SCC	small cell carcinoma	小細胞癌
SCC	squamous cell carcinoma	扁平上皮癌
SICU	surgical intensive care unit	外科集中治療室
SIRS	systemic inflammatory response syndrome	全身性炎症反応症候群
sm	submucosa	粘膜下層
SMT	submucosal tumor	粘膜下腫瘍
SNMC	stronger neo-minophagen C	強力ネオミノファーゲンC®
SP	spleen	脾臓
SpO_2	transcutaneous O_2 saturation	経皮的酸素飽和度
ST	speech therapist	言語聴覚士
Supp.	suppository	坐薬
T Tab.	tablet	錠剤
tachy.	tachycardia	頻脈
TACE	hepatic transcatheter arterial chemoembolization	肝動脈化学塞栓療法
TAI	transhepatic arterial infusion	肝動脈注入療法
T-Bil	total bilirubin	総ビリルビン
TC	transverse colon	横行結腸
TC (T. Chol)	total cholesterol	総コレステロール
TF	tube feeding	経管栄養
TIPS	transjugular intrahepatic portosystemic shunt	経頸静脈的肝内門脈肝静脈短絡術
Total	total gastrectomy	胃全摘術
TP	total pancreatectomy	膵全摘術
TP	total protein	総蛋白

	略語	英語	日本語
	TPN	total parenteral nutrition	完全静脈栄養
	TUV	total urine volume	全24時間尿量
U	U	urea	尿素
	UB	upper body	胃体上部
	UC	ulcerative colitis	潰瘍性大腸炎
	UCG	ultrasonic cardiography	心超音波検査
	UD	ulcus duodeni（ラ）	十二指腸潰瘍
	UGI（S）	upper gastrointestinal（series）	上部消化管（撮影）
	UI	ulcer	潰瘍
	UN	urea nitrogen	尿素窒素
	UO	urinary output	尿量
	US	ultrasonography	超音波検査
	USN	ultrasonic nebulizer	超音波ネブライザー
V	V	vial	バイアル
	VATS	video-assisted thoracic surgery	胸腔鏡補助下手術
	VC	vital capacity	肺活量
	VRE	vancomycin-resistant enterococcus	バンコマイシン耐性腸球菌
W	WBC	white blood cell	白血球
	WNL	within normal limits	正常範囲
X	X-P	X-ray photograph	X線写真

（ラ）：ラテン語，（独）ドイツ語

索引

■あ

アザチオプリン ……………… 120
アデホビルピボキシル
……………………… 118,174
アミノ酸 ……………………… 9
アミラーゼ …………………… 13
アルゴンプラズマ法 …… 106,147
アルブミン製剤 … 122,127,128
胃 …………………………… 4
胃癌 ……………… 129,150,152
胃・十二指腸潰瘍 … 33,146,148
胃・大腸反射 ………………… 50
胃摘出術 ……………………… 94
イレウス ……… 33,158,164,166
インスリン …………………… 14
インターフェロン
……………………… 117,174,176
インターフェロン療法 …… 126
喉頭摘除術 …………………… 93
ウリナスタチン ……………… 124
ウルソデオキシコール酸
……………… 119,120,123,175
栄養サポートチーム ……… 135
嚥下困難 ……………………… 22
塩酸イリノテカン ………… 151
塩酸ゲムシタビン
…………… 125,133,187,195
延髄 …………………………… 25
エンテカビル水和物 … 119,174
エンドトキシン …………… 198
横隔膜 ………………………… 2
横行結腸 ……………………… 5
黄疸 ……………………… 11,53

嘔吐 …………………………… 24
嘔吐中枢 ……………………… 25
悪心 …………………………… 24
音響陰影 ……………………… 75

■か

外痔核 ……………………… 170
潰瘍性大腸炎 ………… 160,162
下横隔静脈 …………………… 2
下横隔動脈 …………………… 2
化学受容体引金帯 …………… 25
化学放射線療法 …………… 112
化学療法 ……………… 129,133
下甲状腺静脈 ………………… 2
下甲状腺動脈 ……………… 2,15
下行結腸 ……………………… 5
下大静脈 …………………… 16
下腸間膜動脈 ………………… 15
ガドリニウム製剤 ………… 78
下部直腸 ……………………… 6
カペシタビン ……………… 132
カロー三角 ………………… 12
肝逸脱酵素 ………………… 54
肝癌 ……………………… 178,180
肝機能検査項目 ……………… 9
肝硬変 ……………………… 178,180
肝細胞癌 ……………… 132,178
肝障害度 …………………… 98
冠状静脈 ……………………… 4
肝小葉 ……………………… 7,8
肝性脳症 ………………… 180
肝切除術 …………………… 98
間接ビリルビン ……………… 11

項目	ページ
感染性大腸炎	42
肝臓	7
浣腸	52
肝動脈化学塞栓療法	132
嵌頓痔核	170
嵌頓ヘルニア	199
肝嚢胞	72
肝不全	99,180
カンレノ酸カリウム	122
関連痛	28
肝動脈化学塞栓療法	179
気管支動脈	2
奇静脈	2,15
偽ポリポーシス	160
逆流性食道炎	23
急性膵炎	34,87,88,190,192
急性虫垂炎	33
急性腹症	31,51
強度変調放射線治療	112
胸部食道	2
強力ネオミノファーゲンC®	119,175
虚血性腸炎	34,42
巨大結腸症	51
筋性防御	30,32,168
クイノー分類	7
グリコーゲン	9
グリセリン	14
グリソン鞘	7,8
グリチロン®	119
クリップ法	106,147
グルカゴン	14
グルコース	9
クローン病	161,162
経動脈的塞栓術	110
経皮経肝的胆道ドレナージ術	108
経皮的エタノール注入療法	109,179
経皮的肝癌局所治療	109
頸部食道	2
痙攣性腸閉塞	164
下血	41
血管造影検査	82,84,110
血小板輸血	127
結腸	5
結腸過長症	51
結腸癌	154,155
結腸憩室炎	34
結腸切除術	95
結腸嚢	96
血便	43
解毒	10
ケノデオキシコール酸	123
下痢	45
減黄処置	101,104,186
抗癌剤	130
——の有害事象	134
高血糖症状	196
抗コリン薬	64,70,88,90,183
高張食塩水・エピネフリン局注法	106
腔内照射	112
後腹膜	13
肛門	5,6
肛門括約筋温存術	156
絞扼性腸閉塞	165
交感神経	4
黒色便	42
コレシストキニン・パンクレオザイミン	12,13

■さ

細菌性ショック	51
嗄声	20,138
サラゾピリン®	160,161,163
三次元原体照射	112
痔核	170,172
軸捻転	140
敷石像	161
シクロスポリン	120
止血鉗子	106
自己血輸血	127,128
自己免疫性膵炎	190
脂質	10
シスプラチン	139,179
シチコリン	124
脂肪酸	14
シャルコーの3徴	182
縦隔腫瘍	23
臭化ブチルスコポラミン	30,33
臭化ブトロピウム	183
重炭酸ナトリウム	14
十二指腸	4
収斂剤	48
主観的包括的評価	136
術中照射	112
純エタノール局注法	106
消化管造影検査	66,70
消化管内視鏡検査	60,64
消化性潰瘍	115,126,146
上行結腸	5
上腸間膜動脈	6,15,83
上腸間膜動脈血栓症	34
上部直腸	6
静脈瘤	170
食道	2
食道アカラシア	23
食道癌	23,112,129,138,142
食道切除術	92
食道動脈	2,15
食道壁	3
食道裂孔ヘルニア	140,142
人工肛門	95,156
人工肛門造設術	97
新鮮凍結血漿	127,128
膵液	13
膵癌	54,112,133,192,196
膵石	190
膵全摘術	102
膵臓	13
膵体尾部切除術	102
膵胆管合流異常	186
膵頭十二指腸切除術	101
ストーマ	97,158
スピロノラクトン	121
声帯	21,93
セクレチン	13
赤血球輸血	127
セルディンガー法	82
疝痛	28
前庭器官	25
ソマトスタチン	14

■た

タール便	42
体性痛	28
大腸癌	51,129,154,157,158
大腸ポリープ	155
タココンブ®	99
脱水症	47
胆管癌	54,186,188
胆管細胞癌	178

短肝静脈	16
胆汁	10
胆汁うっ滞	54
胆汁酸	10,11
胆汁漏	99
単純性腸閉塞	164
探触子	72
胆石	75,190
胆石症	182,184
胆道	12
胆道癌	112,133
胆道ドレナージ	104,108
胆嚢	12
胆嚢炎	33,75,182,184
胆嚢癌	186,188
胆嚢穿刺吸引術	182
胆嚢摘出術	100
胆嚢動脈	12
蛋白質	9
ダンピング症	150
虫垂	5
虫垂炎	168,172
中枢性嘔吐	25
腸肝循環	11
腸重積	164
腸閉塞	33,158,164,166
直接ビリルビン	11
直腸	5,154
直腸癌	156
直腸・結腸反射	50
直腸診	154
直腸切除術	96
低血糖症状	196
糖質	9
動注療法	132
吐血	38
トリアムテレン	122
トリプシン	14
ドレーン排液異常	57

な

内因子	4
内痔核	170
内視鏡的逆行性胆管膵管造影	182
内視鏡的逆行性胆管ドレナージ	104
内視鏡的経鼻胆管ドレナージ	104
内視鏡的止血術	106
内視鏡的切除術	105
内視鏡的胆石切石術	107
内臓痛	28
ニッセン法	141
粘血便	43

は

敗血症	199
肺塞栓症	85
排尿障害	158
排便習慣	171
白色便	70
バソプレシン	40,123
発熱	55
バリウム	66,68,70
ハルトマン手術	97
反回神経	2,21
反回神経麻痺	21
半奇静脈	2,15
反射性嘔吐	25
反跳痛	30,32
ヒータープローブ法	106

非ステロイド抗炎症薬	146
左胃静脈	2,4
左胃動脈	4
必要エネルギー量	136
ビリルビン	10,53
ピロリ菌	146
腹腔鏡下胆嚢摘出術	100
腹水	35,36
腹水穿刺	36
腹痛	25,28,31
腹部食道	2
腹部超音波検査	71,75
腹膜炎	198,200
腹膜刺激症状	30,32,168
腹膜疾患	198
腹腔鏡下虫垂切除術	169
腹腔神経	4
腹腔動脈	15,83
ブドウ糖	9
プリングル法	98
ブルンベルグ徴候	30,32,168
プレドニゾロン	120
プローブ	72
フロセミド	121
プロトンポンプ阻害薬	40,115,146
フロプロピオン	123,183,191
噴門	4
閉鎖孔ヘルニア	164
閉塞性黄疸	54
ペグインターフェロン	175
ベザフィブラート	120
ベバシツマブ	132
ペプシン	4
ヘルニア	198〜200
ヘルニア嵌頓	33,164

便秘	49
放散痛	28
放射線宿酔	113
放射線治療	112,113
ポリペクトミー	105

■ま

マーフィー徴候	182
マイクロ波凝固療法	179
マイルズ術	156
マルターゼ	13
慢性肝炎	174,176
慢性膵炎	190,192
右胃動脈	4
ミリガン-モルガン法	171
迷走神経	2,4,25
メシル酸ガベキサート	124
メシル酸カモスタット	125,191
メシル酸ナファモスタット	124
免疫抑制薬	120,163
盲腸	5
門脈	7,15

■や

薬剤性大腸炎	42
薬物療法	115,126
幽門	4
輸血後移植片対宿主病	129
輸血後感染症	129
輸血療法	127,128
ヨード造影剤	74,82

■ら

ラクターゼ	13

項目	ページ
ラクツロース	52,122
ラジオ波凝固療法	109,179
ラミブジン	118,174
ランゲルハンス島	14
リパーゼ	14
リバビリン	118,175
リバビリン併用療法	175
硫酸カナマイシン	122
リンパ節転移	157
レギュラーインスリン	101,102
ロキタンスキー・アショフ洞	12
肋間動脈	2

■記号・数字・欧文

項目	ページ
3D-CRT	112
5-FU	132,139,156,179,187
6-メルカプトプリン	120
CA19-9	186,192
CEA	154
CT検査	74,77
DSA	82
DST	96
EMR	105
ENBD	101,104
EPBD	107,183
ERBD	101,104
ERCP	78,86,87,107,182
ESD	105
EUS	89,90
GVHD	129
H_2ブロッカー	40,115,147
Helicobacter pylori (*H. pylori*)	115,117,146
ICG試験	10
IFN	174,175,176
IVR	82,110
MCT	179
MRCP	78,80,182
MRI検査	78,80
NSAIDs	115,146
NST	135
PEIT	109,179
PPH法	171
PPI	15,147
PS	132
PTBD	101,104,108
PTCD	101,104,108
PTGBA	182
PTGBD	182
RFA	109,179
SGA	136
S状結腸	5
TACE	132,179
TS-1®	25,129,132,151,187,195
X線吸収度	74

中山書店の出版物に関する情報は,小社サポートページを御覧ください.
https://www.nakayamashoten.jp/support.html

消化器看護ポケットナビ
しょうかきかんご

2008年11月10日	初版第1刷発行Ⓒ	2012年3月1日	初版第7刷発行
2008年12月1日	初版第2刷発行	2013年8月30日	初版第8刷発行
2009年3月1日	初版第3刷発行	2014年7月10日	初版第9刷発行
2010年4月15日	初版第4刷発行	2018年9月20日	初版第10刷発行
2010年5月20日	初版第5刷発行		
2011年4月25日	初版第6刷発行		

編　集 渡邊五朗（わたなべごろう）　宗村美江子（むねむらみえこ）

発行者 平田　直

発行所 株式会社 中山書店

〒112-0006　東京都文京区小日向4-2-6

電話　03-3813-1100（代表）

振替　00130-5-196565

https://www.nakayamashoten.jp/

DTP・印刷・製本　株式会社　公栄社

Published by Nakayama Shoten Co., Ltd. Printed in Japan
ISBN 978-4-521-73070-7

- 本書の複製権・上映権・譲渡権・公衆送信権（送信可能化権を含む）は株式会社中山書店が保有します.

JCOPY 〈（社）出版者著作権管理機構　委託出版物〉

- 本書の無断複写は著作権法上での例外を除き禁じられています.複写される場合は,そのつど事前に,（社）出版者著作権管理機構（電話03-3513-6969, FAX 03-3513-6979, e-mail:info@jcopy.or.jp）の許諾を得てください.

- 本書をスキャン・デジタルデータ化するなどの複製を無許諾で行う行為は,著作権法上での限られた例外（「私的使用のための複製」など）を除き著作権法違反となります.なお,大学・病院・企業などにおいて,内部的に業務上使用する目的で上記の行為を行うことは,私的使用には該当せず違法です.また私的使用のためであっても,代行業者等の第三者に依頼して使用する本人以外の者が上記の行為を行うことは違法です.